中国家庭常见病合理用药

主　审　汤　光
主　编　谢惠民

参编人员（按姓氏笔画为序）
王　怡　卢捷夫　冷青松
杨继章　陈　光　林秉端
游于艺　谢惠民　楚文南

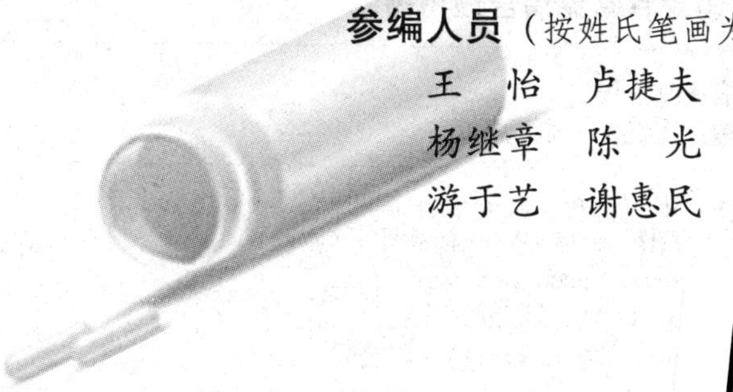

中国协和医科大学出版社

图书在版编目（CIP）数据

中国家庭常见病合理用药／谢惠民主编．—北京：中国协和医科大学出版社，2009.12

ISBN 978-7-81136-256-5

Ⅰ．中…　Ⅱ．谢…　Ⅲ．常见病-用药法　Ⅳ．R452

中国版本图书馆 CIP 数据核字（2009）第 178114 号

中国家庭常见病合理用药

主　　编：谢惠民
责任编辑：庞红艳　金孝华

出版发行：中国协和医科大学出版社
（北京东单三条九号　邮编 100730　电话 65260378）
网　　址：www.pumcp.com
经　　销：新华书店总店北京发行所
印　　刷：北京佳艺恒彩印刷有限公司

开　　本：700×1000　1/16 开
印　　张：12.75
字　　数：190 千字
版　　次：2010 年 7 月第一版　2012 年 6 月第七次印刷
定　　价：24.00 元

ISBN 978-7-81136-256-5/R·256

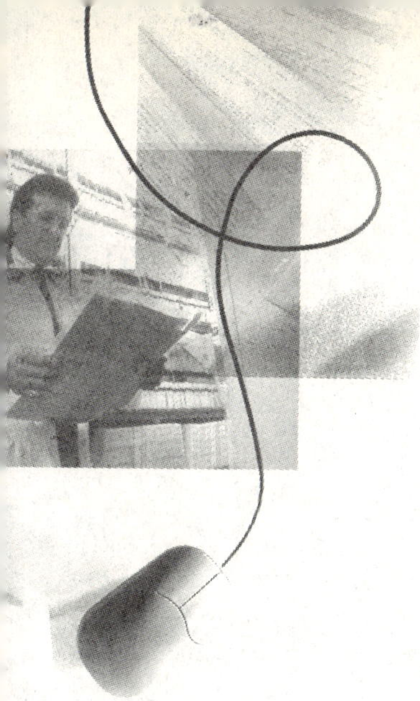

前　言

2005年初，由多家媒体联合进行了“2004年百姓安全用药调查”，结果显示，我国不合理用药情况大概占到了用药者的12%～32%。药物作为一种特殊商品，应该得到消费者的谨慎对待。但是，目前还有许多人抱着“久病成医”的观念，参照经验，随意盲目地服药，这种作法是不可取的。

一次自行服药，往往牵涉到一个人的生命安全。不合理用药换来的非但不是期望中的健康，往往还会产生内分泌紊乱、机体免疫功能下降、发育不良、药物依赖等种种弊端，究其原因，还是缺乏合理用药知识所致。

使用合格的药品，并不等于安全用药的全部，只有正确合理地使用合格药品，才能确保用药的安全。其中包括合理选药、合理用药（时间、用量等要适当）等都必须恰如其分，才能获得良好的药效。

为此，我们编写了这本书，供用药者参考。

本书图文并茂，使您阅读时，趣味横生，有一个良好而愉快的求知心态。

我们相信，它必将受到读者的广泛欢迎，并迅速走出国门，创造辉煌，而屹立于世界读物之林。

限于水平，难免有不妥之处，敬祈同道批评指正。

编　者

2010 年 3 月

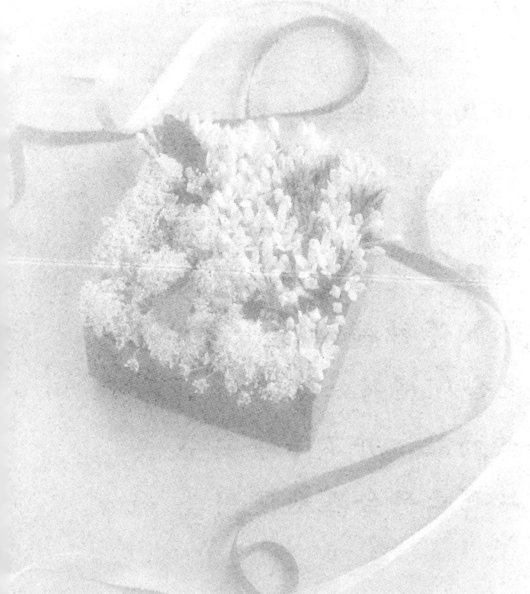

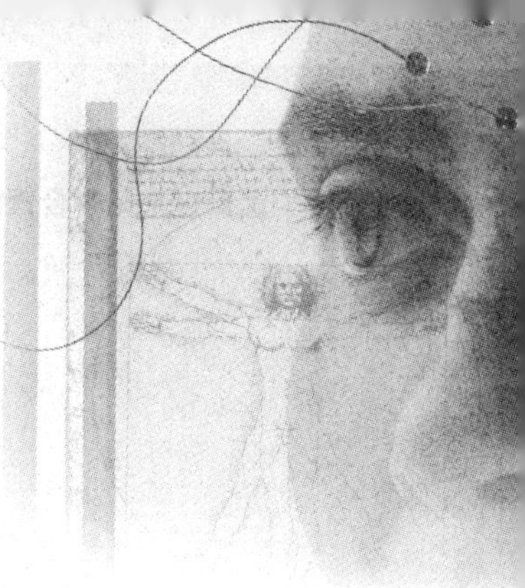

目　录

第三章　外科、皮肤科病 / 59

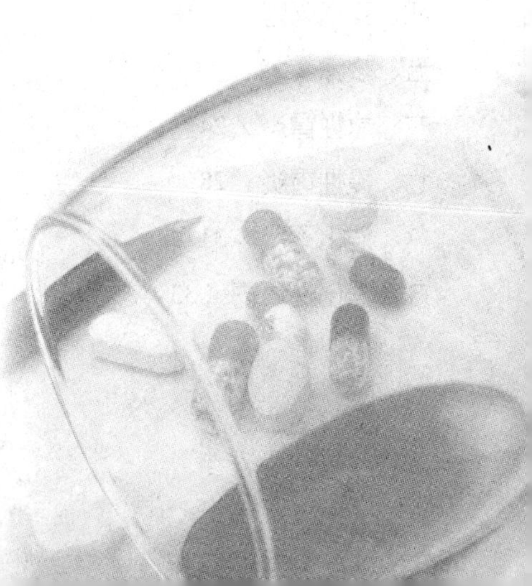

第四章　五官科病 / 94

第一章　家庭用药一般知识

提　要

- 注意保管家庭小药箱
- 用药治疗必须对症，贵药新药，并不一定就是好药
- 用药要注意有效期、失效期，不得使用过期药

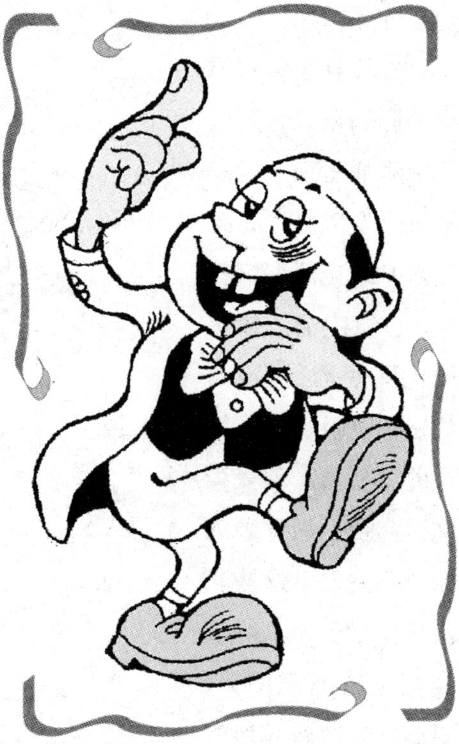

一、注意保管家庭小药箱

家庭中应备一些常用药品，使用起来比较方便，遇有小伤小病自己可以及时治疗。有的慢性病人需要较多药品，也要在家中存放一段时间。但如药品保管不当或存放时间太长就会变质失效，有的还会产生毒性，服用后不但不能治病，反而有损健康，甚至造成严重后果。另外，错服、误服，甚至被小儿偷服药品的事也时有发生，故家庭贮存药品，应根据家庭成员的身体健康状况，选择合适的品种，品种数量应少一些，并应严加管理。

有些药品容易吸湿潮解变质，如干酵母、复方甘草片、维生素 B_1 片、钙片及含糖较多的片剂等，吸潮后崩解、融化、粘在一起，很快就变质不能服用。为了防止潮解，上述药品应放在密闭的容器内，或原有的密闭包装内，放置于阴凉通风干燥处。

空气中的氧对药品的影响很大，如鱼肝油滴剂在空气中易被氧化变成红色，维生素 C 氧化后变成棕色。空气中的二氧化碳也能使药品变质，如氨茶碱吸收了二氧化碳就变黄。苯妥英钠也会受二氧化碳的影响而变质。这些药品应密封保存，除玻璃瓶包装的药品外，其他包装材料包装的

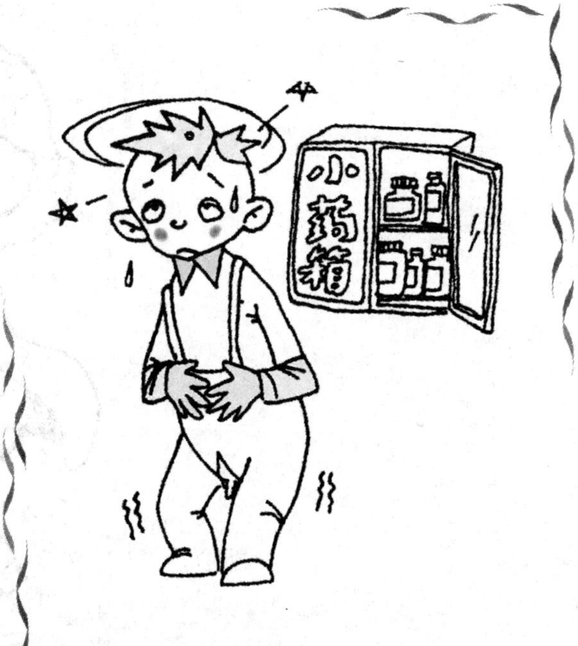

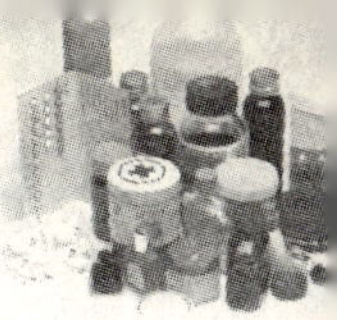

药品，应再用一个塑料袋包严，放入家庭药箱。另外，每次用药后都要把瓶盖拧紧，将塑料袋包严，做到药品随吃、随拿、随盖紧包严。

有些药品遇光能分解变质，应贮存在棕色瓶内或用黑纸包好，置于暗处。

有些药品易挥发，如樟脑，碘酒，乙醇，十滴水等，更要注意包装严密，用后及时封好。这些药品忌放入冰箱内保存。

有特殊气味或有毒的药品，应分别存放。不同品种的药品，不要放在同一瓶内混合保存。

有些药品，如胰岛素、胎盘球蛋白、眼药水、眼药膏等，在常温下，只能短暂保存，应及时放入冰箱冷藏室内贮存，否则会变质失效。

中药应放在阴凉通风处保存，以防止发霉、虫蛀。

家中保存的各种药品，都要有明确的标签，还应尽量保持原标签的完整，脱落、模糊不清的标签，应补贴或补写，药品名称、用途、用法、用量、注意事项的字迹必须清楚。有些药品还有有效期、失效期。内服药、外用药、大人药与儿童药，应分别放置，以免用错。

一般药品都应放在药箱内保存。药箱要定期清理，对已发霉、潮解、过期、无标签或标签不清的药品，应及时处理掉，以免误用。家庭药箱应放在通风、干燥、避光、易取的明显地方，并要加锁，以免小儿误服。

有不少药品注明了有效期，过期不可再用。未注明有效期的药品，即使没有发生变质情况，到了5年，有条件的应送检验部门，检验合格后再用，否则应废弃。

药品在贮存期内，要随时注意外观变化，通过检验外观变化，来判断药品是否已经变质。如发现中药丸变软、变黏、拉丝、“长毛”、生虫、霉变、或出现异味，就肯定是药品已变质，不得再用。药片、胶囊、糖衣片，如出现粘连、松解、破裂或变色，都是药品变质的反映。如氨茶碱片和维生素C片，应该用瓶子装好盖紧，如用纸袋存放，极易变成棕色而变质，当不宜再用。注射针剂或其他瓶装药液，如出现混浊的悬浮物、变色、气泡或有异味，即已变质，应停用。眼膏、软膏如出现酸败、变臭或变色等，也不宜使用。如有判断不清的可疑情况，有条件的应送检验部门，分析检验合格后再用，否则，也应不用。

二、用药治疗必须对症，贵药新药，并不一定就是好药

新药上市，为什么都很贵，那是因为它们在长期的研制过程中，投入了大量的费用，有的可高达100万美元以上，所以，它们刚上市出售时，价格都很贵。但是，这些新药贵药，并不一定都是好药，因为它们刚刚投入临床使用，我们对其优劣，还需要在实践中有一个长期的观察过程，通过长期的使用观察，才能充分了解其优劣，才能发现其危害。开始，由于它们有些弊端还没有充分暴露，所以，我们不能肯定地说，新药、贵药都是好药。这种事例很多：如抗菌药中的喹诺酮类，有一个新药叫替马沙星，使用很久，才发现它对人的血液和肾脏能造成严重危害，终于被淘汰。又如头孢菌素中的头孢哌酮，刚出台时，很受欢迎，价格也很贵，使用很久后，才发现它容易诱发出血倾向，现已逐渐少用。这些贵药，初出时，价格都很高，而其危害也很严重，当然不是什么好药。

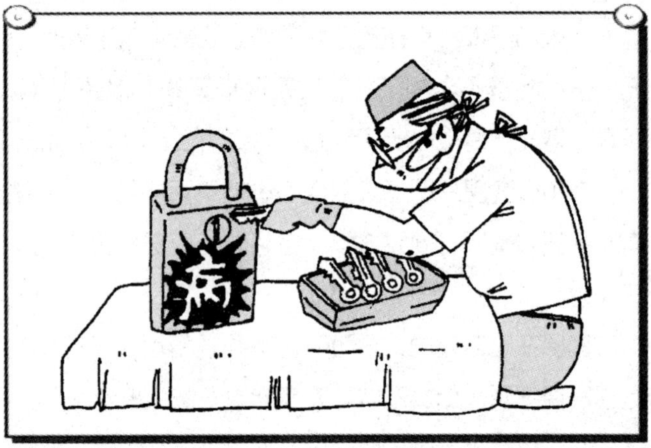

实际上，药物的作用虽然各不相同，但不对症就治不好病，只有能对症治疗的，才算得是好药。阿司匹林至今已用了100多年，是一种老药，价格便宜。它在解热、镇痛、抗炎、抗风湿、抗凝血（抗血栓）5个方面，疗效肯定，为世界所公认，所以它久用不衰。安定类药物，如地西泮、硝西泮、阿普唑仑等，在诱导人们入睡方面，也为人们所肯定。它们都是价格很便宜的药物，比起人参、西洋参、鹿茸和一些新型

抗菌药（如头孢类）来说，价格都要低得多，但是它们各有所长，只要用得对症，即可见效。阿司匹林和安定类，都是有些病人不可缺少的药物，由此可见，药物的好坏，并不在于价格高低，而是要对症，只有对症治疗才能药到病除。

三、用药要注意有效期、失效期，不得使用过期药

有些药品在其标签或药品说明书上特别注明有效期。如某某药的失效期为2010年6月，就是指该药可以使用到2010年5月31日，6月1日就失效而禁止使用了。也有的药品注明其有效期为2010年8月，就是指其可使用到2010年8月31日。还有的药品在批号后注明有效期或失效期，其时间也可计算出来。每种药品都有批号，批号是药品每批生产出来的时间，一般用6位阿拉伯数字表示，前2位表示年，中间2位表示月，后2位表示日。如100601，即表示为2010年6月1日，系2010年6月1日生产。如印有100601－2的批号，表示是2010年6月1日生产的第2批。批号后印有有效期3年，即表示从生产之日起3年内有效。

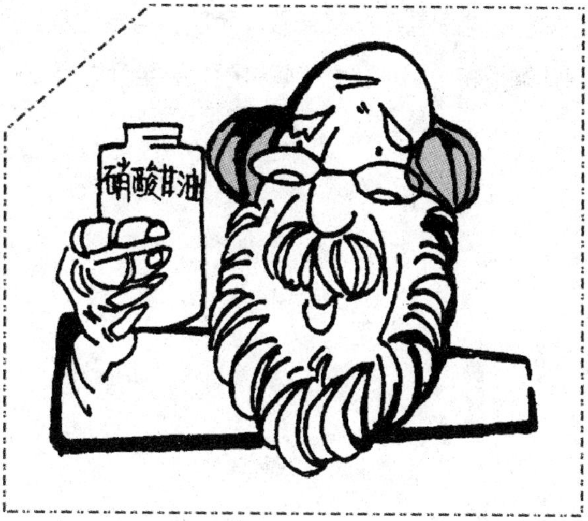

目前制订有效期的药品，主要有以下几类。①生物制品：有血清、抗毒素、类毒素及各种预防用的疫苗等；②生物化学制品：有促肾上腺皮质激素、垂体后叶素及胰岛素等；③抗菌药：如青霉素、链霉素、米诺环素等；④酶制剂类：如糜蛋白酶、辅酶A等；⑤其他一些理化性质不稳定的药品：如洋地黄、硝酸

甘油等。

这些药品的化学机构复杂，又十分不稳定，在受到光、热、空气、湿度等条件的影响时，就会改变原来的化学结构而失去作用，轻则使药效降低，达不到预期目的；重则延误病情失去抢救时间；有些药物失效后还会变成有毒物质，使用后会发生中毒。如四环素过了有效期，就改变了原来的化学结构而成为差向四环素，服用后会损害肾脏，造成肾病综合征，出现恶心、呕吐、蛋白尿等症状。

这些药物即使在相当好的贮存条件下，也会自然“衰败”，例如血清制品的效价会降低。预防接种的活疫苗中，病毒或细菌的数量会减少等。所以，过了规定有效期的药品，通过科学实验的计算和检验，其自然衰败的水平已经达到了无效的程度，甚至为零。这些血清和疫苗再继续使用，也不会起到防治疾病的作用。值得注意的是，即使保存条件好，过了有效期，药品外观也没有发生变化，肉眼看不出其衰败，所以，更要注意。凡注明有效期的药品，过了有效期就不能再用，以免影响健康，甚至产生严重不良后果。

第二章　内　科　病

提　要

- 热伤风
- 风寒感冒
- 急性气管炎
- 支气管哮喘
- 咳嗽
- 急性胃炎
- 慢性胃炎
- 消化不良
- 消化性溃疡
- 胃和食管反流
- 旅行性腹泻
- 习惯性便秘
- 慢性胆囊炎
- 蛔虫病
- 缺铁性贫血
- 中暑
- 轻度失眠

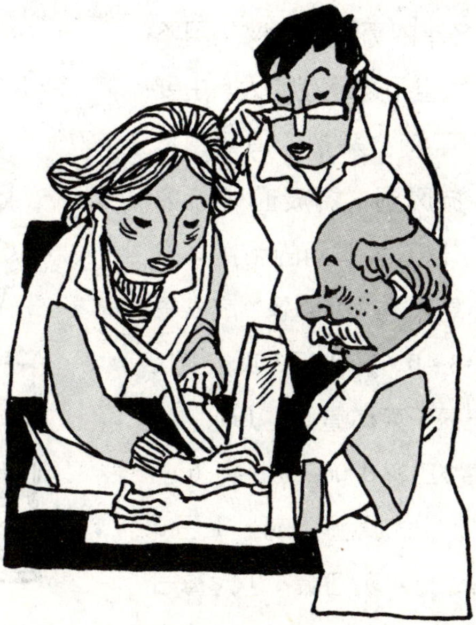

一、热 伤 风

（一）病情的分析判断

普通感冒（不包括流行性感冒）一般可分为热伤风和风寒感冒。热伤风的症状以流眼泪、流鼻涕、鼻塞、打喷嚏为主，多系天热时突然受凉所致。

（二）如何合理地选用药物

1. 西药

阿司匹林　包括卡巴匹林钙（速可痛、阿司匹林钙脲）、阿司匹林锌、赖氨酸阿司匹林（赖氨匹林）等。又名乙酰水杨酸或醋柳酸。

阿司匹林的剂型除片剂外，还有水溶片、肠溶片、缓释片、胶囊剂、薄膜片、泡腾片、栓剂、散剂。还有复方片剂如阿苯片（含阿司匹林及苯巴比妥）等。

阿司匹林使用至今，已有100多年的历史，不仅久用不衰，而且用途还在扩大。主要的作用有：解热、镇痛、抗炎、抗风湿、抗凝血（抗血栓）。这五大作用的用量也各不相同。如解热镇痛，成人每次0.3～0.6g，1日3次；小儿每次每千克体重5～10mg，或按每岁每次0.06g计，4～6小时1次。抗风湿，成人1日3～6g，分4次口服；小儿每日每千克体重80～100mg，分3

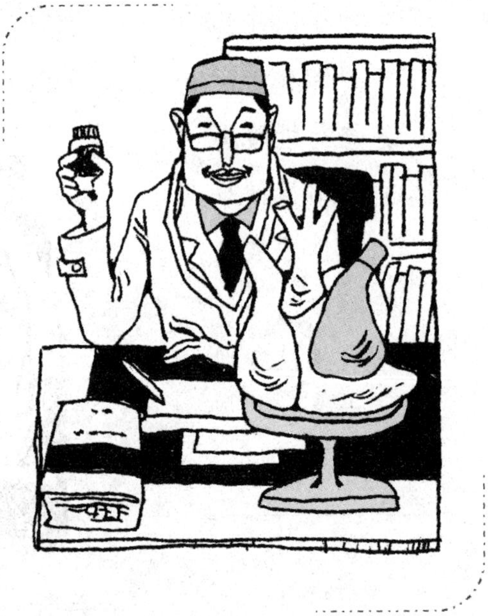

~4 次服。抗凝血，成人 1 次 75 ~ 150mg，1 日 1 次。

［**注意事项**］①阿司匹林对胃有轻微刺激，为减少刺激，可选用肠溶片、缓释片或薄膜片；②防止过敏，以免发生哮喘；③防止过量，以免虚脱；④哺乳期妇女忌用，孕妇慎用；⑤患有血液病、肝病患者及临产妇禁用；⑥患有哮喘、胃及十二指肠溃疡、胃炎、凝血障碍、严重心脏病等病人慎用；⑦长期服药者，要定期验血、检查凝血功能；⑧饭后服药，服后多饮水。

对乙酰氨基酚（扑热息痛）　它的商品名还有醋氨酚、帝安达、泰诺、百服宁、一粒清、一滴清等。

主要剂型有片剂、咀嚼片、缓释片、泡腾片、分散片、胶囊剂、口服溶液、糖浆剂、滴剂、颗粒剂、泡腾颗粒剂、干混悬剂、凝胶剂、栓剂等。

复方制剂有：①泰诺感冒片（扑热息痛 325mg、伪麻黄碱 30mg、右美沙芬 15mg、氯苯那敏 2mg）；②美息伪麻片，又名白加黑感冒片（日片，扑热息痛 325mg、伪麻黄碱 30mg、右美沙芬 15mg；夜片，扑热息痛 325mg、伪麻黄碱 30mg、右美沙芬 15mg、苯海拉明 25mg）；③百服宁泡腾片（扑热息痛 330mg、维生素 C 200mg）。④双扑口服液（每 10ml 含扑热息痛 125mg、咖啡因 7. 5mg、氯苯那敏 1. 5mg、人工牛黄 5mg、维生素 C 20mg）；⑤新康泰克缓释胶囊（复方伪麻黄碱缓释胶囊），每粒含伪麻黄碱 90mg，氯苯那敏 4mg；⑥速效伤风胶囊（扑热息痛 250mg、人工牛黄 10mg、咖啡因 15mg、氯苯那敏 3mg）。

上述复方制剂中的美沙芬和右美沙芬为止咳药。伪麻黄碱为血管收缩药，可减轻鼻塞症状。氯苯那敏和苯海拉明为抗过敏药，可减轻打喷嚏、流鼻涕症状。咖啡因为兴奋药。

扑热息痛还有不少复方制剂，使用时，要注意阅读说明书，以免重复用药和过量服用。

由阿司匹林和对乙酰氨基酚化学结合的产品是贝诺酯（扑炎痛），有贝诺酯片和贝诺酯颗粒剂（冲剂）等，不良反应较少，值得选用。

布洛芬（芬必得）主要剂型是干混悬剂、还有混悬液、滴剂、凝胶剂等，本品是解热镇痛药，不良反应较多，要谨慎地使用。

［**注意事项**］①用于解热，连续使用，不得超过 3 天；用于止痛，不得超过

5 天；②对本品过敏者禁用，对其他药物过敏者慎用；③心、肾功能不全、高血压、消化性溃疡、血友病或其他出血性疾病（包括凝血功能或血小板功能异常）的患者，应咨询医师、药师后再用；④服用期间，如出现消化道出血，肝、肾功能损害，视、听力障碍，血红蛋白异常，应停药；⑤孕妇、哺乳期妇女慎用；⑥有不良反应时，应立即就医；⑦儿童必须在成人监护下使用；⑧本品应放置于儿童不能接触处。

［**用法用量**］干混悬剂首次使用前加凉开水振摇至 60ml 刻度线。临用前摇匀口服。成人及 12 岁以上儿童一次 15～20ml，一日 3～4 次。24 小时不得超过 4 次。12 岁以下儿童用量见下表。

12 岁以下儿童布洛芬用量

年龄（岁）	体重（kg）	一次用量（ml）	次 数
2～3	12～14	3	若发热或疼痛不缓解，可每隔 4～6 小时再重复用药一次，但 24 小时内用药不得超过 4 次
4～6	16～20	5	
7～9	22～26	8	
10～12	28～32	10	

轻症风热感冒（热伤风）还可用牛磺酸，其特点是不良反应较少。

2. 中成药

风热感冒冲剂　辛凉解表药。含板蓝根、连翘、薄荷、荆芥穗、桑叶、芦根、牛蒡子、菊花、苦杏仁、桑枝、六神曲。清温解毒，宣肺利咽。主治感冒身热，鼻塞，头痛，咳嗽，痰多。口服，每次 1 袋，1 日 3 次。饮食宜清淡，多饮温开水，避风寒，忌食生冷油腻。

桑菊感冒片　辛凉解表常用药。含桑叶、菊花、连翘、薄荷油、苦杏仁、桔梗、甘草、芦根。疏风清热，宣肺止咳。主治风热感冒初起，头痛，咳嗽，口干，咽痛。多用于风热感冒初期病情尚轻时。口服，每次 4～8 片，1 日 2～3 次。风寒感冒忌服。

银柴颗粒　清热解毒药。含忍冬藤、柴胡、芦根、枇杷叶、薄荷等。清热，解表，止咳。主治风热感冒，发热咳嗽。口服，每次 12g，1 日 3～4 次。

银翘解毒片　辛凉解表药。含金银花、连翘、薄荷、荆芥、淡豆豉、牛蒡子（炒）、桔梗、淡竹叶、甘草。辛凉解表，清热解毒。主治风热感冒，发热头痛，咳嗽，口干，咽喉不适。适用于温病初起，风热表证，如发热，口渴，舌红，苔薄白等。常用于急性支气管炎、肺炎、急性咽喉炎、腮腺炎、中耳炎、荨麻疹及疮毒等症初起阶段有上述症状者。口服，每次4片，1日2～3次。

羚翘解毒丸（或片）　辛凉解表常用药。含羚羊角、金银花、连翘、薄荷、荆芥穗、淡豆豉、牛蒡子（炒）、桔梗、淡竹叶、甘草。主治风热感冒，症见恶寒发热，头晕目眩，咳嗽咽痛，两腮红肿等。口服，每次1丸，1日2～3次。忌辛辣油腻。

板蓝根冲剂　清热解毒药。含板蓝根。清热解毒，凉血利咽，消肿。主治扁桃体炎、腮腺炎、咽喉肿痛，防治传染性肝炎、小儿麻疹等。口服，每次5g，1日4次；预防流感、乙脑等，可每日1次，连服5日。

双黄连口服液　清热解毒药。含金银花、黄芩、连翘。主治病毒和细菌感染。适用于上呼吸道感染、急性扁桃体炎等引起的发热、胸痛、咳嗽、咽喉红肿疼痛等症。

藿香正气水　祛暑常用药。含苍术、陈皮、厚朴（姜制）、白芷、茯苓、大腹皮、生半夏、甘草浸膏、广藿香油、紫苏叶油。口服，每次5～10ml，1日2次。忌食生冷油腻。

此外，还有柴胡口服液，广东凉茶等。

（三）医生告诉您怎样保养调理

①加强经常性的体育活动，活动量按自己的体质而定，注意适度，以增强体质；②注意天气变化，及时增减衣服，避免过冷过热；③注意饮食卫生，忌食生冷油腻，适当地多喝水；④认真谨慎地用药，切忌过量。

（四）您是不是应当去医院

上述各种药用于解热退烧，一般可服用3天；用于止痛（如头痛等）可服用5天。如症状未见减轻或消失，应及时去医院诊治。

二、风寒感冒

（一）病情的分析判断

普通感冒（不包括流行性感冒），一般可分为热伤风和风寒感冒。风寒感冒的症状是发热、头痛、咳嗽，有的还有腹痛及食欲缺乏等全身不适。普通感冒90%以上是由病毒引起的，据研究，常见的感冒病毒就有80多种，还有一些隐藏在鼻道里的鼻病毒，也有60多种。它们经常寄生在正常人的鼻腔及咽喉部，平时不发病，当抵抗力低（如受凉、紧张、过劳等）时，乘机发病。所以，风寒感冒不必盲目地服用抗菌药物。为减轻症状，在自我治疗轻症时，服用一些解热镇痛药即可。

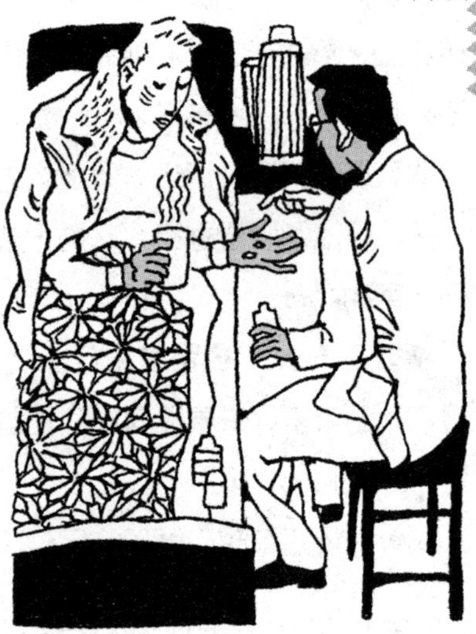

（二）如何合理地选用药物

1. 西药

阿司匹林　单一的阿司匹林，就有不少剂型，如肠溶片、薄膜片、缓释片等；还有一些复合物，如速可痛（卡巴匹林钙）等；它与对乙酰氨基酚的化学结合物，则称为贝诺酯；它还有多种复方制剂。其作用、用量及注意事项，请参见内科病热伤风项下。

对乙酰氨基酚（扑热息痛）　又名醋氨酚、泰诺、百服宁、一滴清等。剂型有糖浆剂、胶囊剂、颗粒剂（冲剂）、栓剂、咀嚼片、缓释片、肠溶片、泡腾片、分散片、口服溶液等。复方制剂中有一种叫散利痛（扑热息痛0.25g、异丙安替比林0.15g、咖啡因0.05g），也可用于风寒感冒。

对乙酰氨基酚与阿司匹林的化学结合物叫贝诺酯（扑炎痛），也常用于风寒感冒。

轻度的可用牛磺酸，不良反应较少。也可用布洛芬的多种制剂，但不良反应较多，应谨慎地使用。

2. 中成药

风寒感冒冲剂　辛温解表药。含麻黄、葛根、紫苏叶、防风、桂枝、白芷、陈皮、苦杏仁、桔梗、甘草、干姜。解表发汗，疏风散寒，主治感冒身热，头痛身痛，恶寒无汗，鼻塞流涕，咳嗽。每次15g，1日3次。

感冒清热冲剂　辛温解表常用药。含荆芥穗、薄荷、防风、柴胡、紫苏叶、葛根、桔梗、苦杏仁、白芷、苦地丁、芦根。疏风散寒，解表清热。主治风寒感冒，头痛发热，恶寒身痛，鼻流清涕，咳嗽咽干。口服，每次12g，1日2次。

午时茶　辛温解表药。含柴胡、苍术、防风、羌活、白芷、川芎、广藿香、前胡、连翘、陈皮、山楂、枳实、麦芽（炒）、甘草、六神曲（炒）、桔梗、紫苏叶、厚朴、红茶。解表和中。主治感冒风寒，内伤食积，寒热吐泻。口服，每次10g，1日1~2次，小儿酌减。

参苏丸　益气解表止咳药。含党参、紫苏、葛根、前胡、茯苓、半夏（制）、陈皮、枳壳（炒）、桔梗、甘草、木香。疏风散寒，祛痰止咳。主治体弱感冒风寒，恶寒发热，头痛鼻塞，咳嗽痰多，胸闷呕逆。口服，每次6~9g，1日2~3次。

还有板蓝根冲剂，双黄连口服液及柴胡口服液等。可按病情轻重不同，灵活选用。他们各自都有很多剂型，如双黄连就有冲剂、片、糖浆、气雾剂、硬胶囊、口含片、咀嚼片等。

（三）您是不是应当去医院

因为风寒感冒常伴有轻度发热，易与其他疾病混淆，故应注意鉴别，以免延误。

1. 高热（39℃以上）持续不退，服药退热后，仍然恢复高热，全身持续难受不适，这种情况说明您可能是需要注射针剂或者需要大量输液。高热不退，还可能是其他疾病的开始，应当及时去医院诊治。

2. 除很多疾病的开始是高烧外，很多严重疾病也可能由于感冒降低了身体的抵抗力而诱发，所以，发高烧时，还要注意到是否有其他症状。如持续地剧烈恶心、呕吐，则可能是脑部疾病（如脑膜炎等）的反应。高热同时又出现不想吃饭或者不想进油腻食物等反应，还不时有恶心、呕吐等症状，便有患传染性肝炎的可能。

3. 上呼吸道感染的病毒有时可以引起心肌炎，所以感冒了一周还未痊愈，并出现心慌、胸闷、气短、心前区隐约疼痛的症状，特别是心跳过快（每分钟超过 100 次），心律也不正常时，应及时去医院检查治疗。

4. 如果起病急骤，先发冷后发热，继而高热不退，常在39℃以上，浑身上下酸痛，食欲缺乏，且周围同类病人甚多，则可疑为流行性感冒。

5. 如高热还伴有呼吸困难，咳嗽严重，且有口唇发紫的症状，高热又持续不退，则可疑为肺炎。

6. 如果是儿童，哭闹着不想吃饭，咽喉部红肿，甚至有脓点，则可能是扁桃体炎。如果小儿发热至第二天，面部及身上开始发出细小的红色小丘疹，分布密且均，舌体鲜红，口唇周围有一个苍白圈，则有可能是猩红热。

7. 发热第三天，身上起红色皮疹，肝脾增大，神志不清，则可能是斑疹伤寒（一种由虱子传播的传染病）。

8. 发热的情况是午后低热，上午不烧，且同时有乏力、干咳、盗汗（出虚冷汗）等症状，日久消瘦，则有可能是肺结核。

如有上述情况，则不应当以感冒对待，应及时去医院检查诊治。

三、急性气管炎

（一）病情的分析判断

急性气管炎是一种急性弥漫性炎症，多可自行痊愈，以喉、声带下气管内渗出物稠厚成痂等为特征，可为流行性或散发性。常由病毒和细菌引起，往往继发于麻疹或流行性感冒之后，除病毒和细菌外，理化性刺激或变态反应也可导致发病。多见于 3～5 岁小儿及老人，因为他们的抵抗力均较低。以冬末春初，气候干燥时易发病。

初起时的症状是鼻塞、打喷嚏、咽痛、声音嘶哑等，可伴有轻度畏寒、发热、头痛及全身酸痛。最初咳嗽不重，痰少，1～2 天后，咳嗽加剧，痰转变为脓性黏液。严重者，往往在晨起、睡前、体位改变、吸入冷空气或剧烈活动后，有阵发性剧咳，有时甚至咳嗽终日。当伴有支气管痉挛时，有哮喘或气急。急性气管炎的发热和全身不适可在 3～5 天内消退，但咳嗽有时延长至数周后才痊愈。故选用一些镇咳祛痰药以解除或减轻症状。

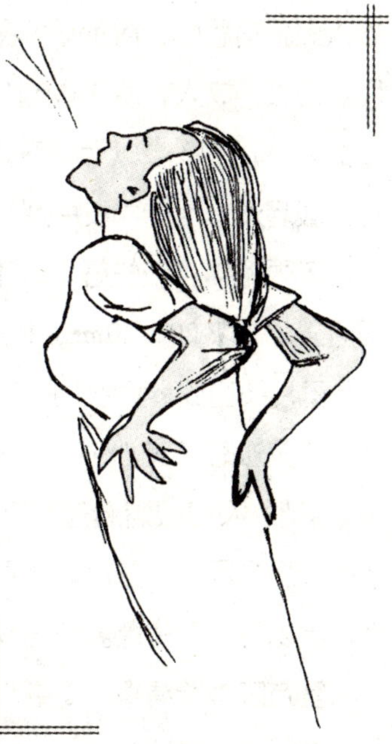

（二）如何合理地选用药物

1．西药

喷托维林（咳必清） 每次 25mg，一日 3 次。5 岁以上小儿，每次 6.25～12.5mg。青光眼及心脏病人并伴有肺部淤血的病人慎用。痰多的应和祛痰药（如溴己新、羧甲司坦、乙酰半胱氨酸）合用。本品除片剂外，还有糖浆剂和滴丸剂等剂型。

二羟丙茶碱（喘定） 每次0.1～0.2g，1日3次，有的人服后有头痛、失眠、恶心、心跳加快等症状。切不可用量过大，以免引起中枢神经过度兴奋。

溴己新（必消痰） 每次16mg，1日3次。儿童每次8mg，1日3次。本药是黏痰溶解剂，可使痰液变稀而易于咳出。偶尔会引起胃不适，胃溃疡病人慎用。

乙酰半胱氨酸（痰易净） 本药常制成喷雾剂。因为使用粉剂常引起一些病人呛咳，故可将本品20%的水溶液与5%碳酸氢钠液等量混合后喷雾或雾化（将溶液加热后吸入其气雾）吸入。老年人及哮喘病人慎用。本药不宜和金属、橡胶、氧化剂、氧气相接触，故喷雾用具需用玻璃或塑料制品。

羧甲司坦（强利痰灵） 本药适用于因痰液稠厚而不易咳出的病人。少数病人服后有恶心、胃不适、腹泻、轻度头晕、皮疹等反应。溃疡病人及孕妇慎用。口服，成人，每次0.5g，1日3次。儿童3～5岁，每次62.5mg；5～12岁，每次125mg；12岁以上，每次0.25g（250mg）。均为1日3次。除片剂外，还有口服溶液，用量可按片剂折算。

苯丙哌林（咳快好） 本品除片剂外，还有颗粒剂（冲剂）、胶囊剂及口服溶液。每次20～40mg，1日3次。8岁以上儿童，每次20mg，1日2～3次。本品药片不宜咬碎后服用，以免引起口腔麻木。对药物过敏者及孕妇慎用。

右美沙芬（美沙芬） 除片剂外，还有缓释片、胶囊剂、糖浆剂、冲剂（颗粒剂）及口服溶液等。每次10～20mg，1日3～4次。痰多病人应与溴己新、羧甲司坦合用。用量过大，可使呼吸困难，有时还会引起头晕、头痛、食欲缺乏、便秘等，应注意。孕妇及肝病患者慎用。

复方咳必清糖浆 每毫升含喷托维林20mg、氯化铵0.3g，每次10ml，1日3～4次。

异丙嗪（非那根）伤风止咳糖浆 每100ml含氯化铵1g、异丙嗪0.1g、愈创甘油醚2.5g，每次5～10ml，1日3～4次。

愈咳糖浆 每10ml含愈创甘油醚0.1g、喷托维林10mg、氯苯那敏2mg、薄荷脑1mg，每次5～10ml，1日3～4次。

2. 中成药

川贝清肺糖浆（川贝清肺露） 含枇杷叶、苦杏仁、川贝母、麦冬、地黄、甘草、桔梗、薄荷。清肺润燥，止咳化痰。主治风热感冒引起的燥咳、咽痛。口服，每次15~30ml，1日3次，小儿酌减。

通宣理肺片 含紫苏叶、前胡、桔梗、苦杏仁、麻黄、甘草、陈皮、半夏（制）、茯苓、枳壳（炒）、黄芩。解表祛寒，宣肺止咳。治感冒咳嗽，发热恶寒，鼻塞流涕，头痛无汗，肢体酸痛。适用于风寒表证咳嗽较重的病人。口服，每次5片，1日2次。

二母宁嗽丸 清热化痰药。含川贝母、知母、石膏、栀子（炒）、黄芩、桑白皮（蜜炙）、茯苓、瓜蒌子（炒）、陈皮、枳实（麸炒）、甘草（蜜炙）、五味子（蒸）。清肺润燥，化痰止咳。主治燥热蕴肺，痰黄而黏，不易咳出，胸闷气促，久咳不止，声哑喉痛。口服，每次1丸，1日2次。

橘红片 燥湿化痰常用药。含橘红、陈皮、半夏（制）、茯苓、甘草、桔梗、苦杏仁、紫苏叶（炒）、紫菀、款冬花、瓜蒌皮、浙贝母、地黄、麦冬、石膏。清肺，化痰，止咳。主治咳嗽痰多，不易咯出，胸闷口干。口服，每次6片，1日2次。

养阴清肺膏 润肺止咳常用药。含地黄、麦冬、玄参、川贝母、白芍、牡丹皮、薄荷、甘草。养阴润燥，清肺利咽。主治阴虚肺燥，咽喉干痛，干咳少痰，痰中带血。适用于久咳、肺痨、白喉、咯血等。现代多用于急性扁桃体炎，急性咽喉炎及其他急性热病阴津大伤的病人。口服，每次10~20ml，1日2~3次。咳嗽痰多或舌苔厚腻者慎用。

川贝止咳露 祛寒化痰药。含川贝母、桔梗、苦杏仁（去皮）、甘草、款冬花、前胡、紫苏叶、陈皮、紫菀。宣肺气，散风寒，镇咳祛痰。主治风寒感冒，咳嗽气逆。口服，10~15ml，1日3次，小儿酌减。

此外，还有**止咳止喘口服液**，**秋梨润肺膏**。它们都有很多剂型，如养阴清肺膏，除煎膏外还有冲剂、糖浆、合剂、蜜丸及口服溶液等。

（三）医生告诉您怎样保养调理

1. 注意适当地体育活动，以增强体质，提高身体的抵抗力。当人们的呼吸道遭受病毒感染后，抵抗力降低，细菌乘虚而入，诱发了急性气管炎。增强人体抵抗力，是预防病毒、细菌繁衍的积极措施。

2. 患病以后，要注意休息，注意通风保暖，适当地多饮水。

3. 戒烟，至少发病期间，不得吸烟，能戒烟者，其慢性咳嗽多迅速消失。

(四) 您是不是应当去医院

1. 急性气管炎一般都会自行痊愈。稍严重者，经过治疗后，发热和全身不适等症状，也会在3~5日内自行消退。但如果感染的细菌比较顽固，炎症就会继续发展成为急性支气管炎或支气管肺炎，表现为寒战、发热、剧烈咳嗽，痰多且多为脓性，此时，必须去医院诊治，给予有效的抗菌药物。

2. 如果有喉头梗阻和严重的憋气症状，也应该去医院诊治，以便与喉头的急性炎症或喉头异物相鉴别。

四、支气管哮喘

(一) 病情的分析判断

支气管哮喘（简称哮喘）是一种变态反应性疾病，由变应原和其他多种因素引起。症状是广泛气道狭窄、反复发作的呼吸困难。我国哮喘的患病率为0.5%~2%，近年有增多倾向，成人患病率男女相仿，可发生于任何年龄。哮喘的发病原因很复杂，大多数人认为是遗传因素和环境因素的双重影响。

哮喘是一种多基因遗传病，其遗传度为70%~80%。许多报告表明，哮喘患者亲属的发病率明显高于一般人群的发病率，而且血缘关系愈近，发病率愈高。

在遗传性过敏体质的基础上，受外界环境中某些物质的激发，哮喘即可反复发作。常见的激发因素如下。

1. 吸入物　尘螨、花粉、真菌、动物毛屑或排泄物、青霉素、蛋白酶、淀粉酶、蚕丝以及硫酸、氯气、氨气等。

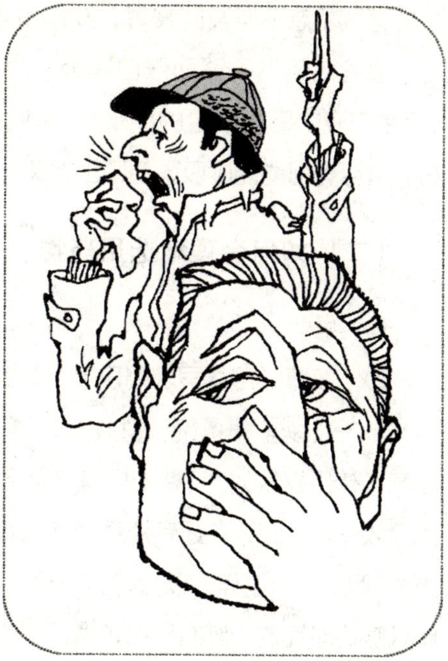

2. 感染　特别是反复发作的呼吸道感染。

3. 食物　常见的过敏性食物有鱼、虾、蟹、蛋类等；饮食过饱、食物太咸、食物太甜等也可诱发哮喘。

4. 气候变化　当气温、湿度、气压和空气离子等有明显改变时，哮喘即可发作，特别是寒冷季节更易发病。

5. 精神因素　情绪激动、想不通、紧张不安、生闷气、怨恨不平等均可促使哮喘发作。

6. 运动　有70%～80%的人，在剧烈运动后发作，称之为“运动性哮喘”。

7. 药物　引起哮喘发作的常见药物有普萘洛尔（心得安）、阿司匹林、吲哚美辛（消炎痛）、右旋糖酐、加压素（尿崩停）等。有的药物，如磺胺类、抗生素、解热镇痛药、维生素K所引起的变态反应，也常伴发哮喘。

8. 月经、妊娠　不少女性患者，在月经前3～4天有哮喘加重现象。如每月必发，而月经量又不多者，可适当地注射黄体酮，有时可阻止月经前的严重哮喘发作。妊娠对哮喘无规律性，有的症状改善，有的逐渐趋于恶化，但绝大多数人的病情没有改变。

典型的支气管哮喘，发作前有先兆症状，如鼻及眼睑发痒、打喷嚏、流鼻涕、咳嗽等，如不及时处理，可因为支气管痉挛而引起呼气时有哮鸣音的呼吸困难、胸闷、气短，患者往往被迫采取卧位或端坐呼吸，以求缓解憋气。此时，还有干咳或咳嗽多痰等症状。严重者口唇发紫，可持续数分钟至数小时，一般可自行缓解，喷药或服平喘药后，可迅速缓解。

哮喘状态不能及时缓解，发作持续时间在24小时以上者称为哮喘持续状态，患者因氧气不够而张口呼吸、出大量冷汗，口唇、鼻尖、指尖明显发紫（这是血液中氧气不足的症状），呈端坐式呼吸而不能平卧。如果病情控制不好，甚至有可能因呼吸、循环出现衰竭而危及生命。

（二）如何合理地选用药物

1. 西药

沙丁胺醇（舒喘灵、喘乐宁）　片剂，口服：每次2～4mg（胶囊剂用法同），1日3次。气雾剂，每瓶14g，含药28mg，用时按揿两下，喷入时深吸一口气（作用较好），气雾剂只宜在紧急发作时喷入，不可长期频繁地喷用，以免药效下降。此外，还有控释片或缓释片（作用持续时间较长，不良反应也较少），服时不可嚼碎，以免药效下降。妊娠最初3个月禁用。心脏病、糖尿病、甲状腺功能亢进、高血压病人慎用。常见的不良反应是面颊等肌肉震颤以及心跳加快、心搏强劲等，还可能有口干、血压升高、心烦、头晕、目眩、头痛、失眠、呕吐、颜面潮红等不良反应。

氯丙那林（氯喘）　能迅速扩张支气管，对心脏的兴奋作用小于异丙肾上腺素。每次5～20mg，1日3～4次。预防夜间发作，可在临睡前加服10mg。气雾剂为2%溶液。高血压、冠心病、甲状腺功能亢进患者慎用。

二羟丙茶碱（喘定）　疗效弱于氨茶碱，但不良反应及毒性均比氨茶碱小。用于支气管哮喘及心源性哮喘，特别适用于那些不能耐受氨茶碱引起的心动过速等不良反应的病人。口服，每次0.1～0.2g，1日3次。有的病人用后有轻微的头痛、失眠、心跳加快和恶心、呕吐等反应。

色甘酸钠（咽泰）　本品为抗过敏药，主要用于预防变态反应。它能稳定肥大细胞膜，阻止肥大细胞脱粒，从而抑制组胺、5－羟色胺、慢反应物质（过敏活性物）的释放，预防变态反应。但它不能对抗组胺、慢反应物质、乙酰胆碱等已经引起的支气管痉挛。用于支气管哮喘的预防，必须按时按量事先用药，至少4周用药后未见效，方可更换他药。干粉吸入，成人每次20mg，1日4次。症状减轻后，1日2～3次。维持量，1日20mg。5岁以上儿童用量与成人同，5

岁以下不用。口服吸收不好，故不用。干粉吸入也有80%以上存于咽喉部而进入胃肠道，故用量较大。近年来，干粉吸入器正在不断改进，对人的刺激性也正在逐步减少。

[**注意事项**] ①停药前应逐渐减量1周，以免因突然停药而复发；②本品对急性发作和哮喘持续状态无效，只能用于预防；③对本品过敏者慎用，孕妇和哺乳妇女慎用；④肝、肾功能减退者应减量用；⑤药粉吸入时应吸气，若吸入不好，不仅疗效差，还对支气管有刺激性。有时也可引起恶心、呕吐、头晕、头痛、关节痛和肿胀等不良反应，但反应均较轻微。由于干粉吸入器的不断改进，已将刺激逐步减小。

2. 中成药

通宣理肺丸　除蜜丸外，还有冲剂、胶囊剂、口服溶液、浓缩丸、煎膏剂等剂型；川贝止咳露、养阴清肺膏（参见内科病急性气管炎项下）。

百合固金丸　润肺化痰药。含百合、生地黄、熟地黄、麦冬、玄参、川贝母、当归、白芍、桔梗、甘草。养阴润肺，化痰止咳。主治肺肾阴虚，燥咳少痰，痰中带血，咽干喉痛。口服，大蜜丸每次1丸，水丸每次6g，1日2次。忌食油腻、腥冷辛辣，忌烟酒。

苏子降气丸　降气化痰药。含紫苏（炒）、厚朴、前胡、甘草、姜半夏、陈皮、沉香、当归。降气化痰，温肾纳气。主治气逆痰壅，咳嗽喘急，胸膈痞满。口服，每次6g，1日1~2次。阴虚、舌红、无苔者忌用。

此外，还有止咳定喘口服液、秋梨润肺膏等。

（三）医生告诉您怎样保养调理

1. 要注意避免和消除病因　了解诱发哮喘的因素是什么，如寒冷时易发病者要注意保暖。花粉引起者，花粉多时要竭力避免吸入（如戴口罩）。鱼虾引起者，要注意避免食用。动物毛屑所致者，要注意躲避远离致病原。如此即可减少发作。

2. 控制发作　哮喘发作，如不及时控制，一旦出现哮喘持续状态，不仅极为痛苦，治疗起来也比较困难，所以患者要随身带药，最好是气雾剂，显效极快，在急性发作时吸气状态下喷两下，症状即可解除。如还有炎症，再口服抗菌药物。

3. 预防复发　主要是找病因，病人大多知道是什么原因会诱发自己的哮喘发作，应该针对性地预防。还可在医生指导下实施脱敏疗法，少量、多次、轻度地去适应过敏原（事先服抗过敏药，然后再喷或注射极微量过敏原）。在易发作的季节前两周，注射哮喘菌苗，口服抗过敏药，或喷色甘酸钠等。

4. 巩固疗效　根据身体状况，进行适当地活动，如打太极拳、散步、慢跑等，以增强体质，提高抵抗力。还可以用冷水洗脸的方法，进行防寒、耐冷锻炼。冬季要预防感冒，避免过度疲劳，生活要规律，定时饮食、入睡。戒烟并避免吸入有害气体。参加文娱活动，增加生活内容，使之丰富多彩，以改善情绪，防止因神经精神因素而诱发的哮喘发作。如有过敏性鼻炎、慢性鼻窦炎，要及时进行有效的经常性治疗，以免诱发哮喘发作。

（四）您是不是应当去医院

1. 自我治疗 3 天后，未见任何缓解迹象，应速去医院检查诊治。

2. 哮喘发作严重时，出现了呼吸困难，大量出汗，口唇、指尖发紫时，虽经喷药、服药，仍不缓解时；或症状虽一般，但用药后仍不缓解时。都应及时去医院诊治，以免发展成哮喘持续状态。

3. 哮喘严重发作时，可出现胸闷、纵隔气肿、肺不张等危及生命的症状，一旦发生，患者会表现为烦躁不安、气急、胸痛、出冷汗、血压下降、呼吸困难加剧，应立即送医院急诊。

五、咳　　嗽

（一）病情的分析判断

咳嗽是一种人体的保护性反应，当呼吸道受到外界刺激、发炎或肿胀、有分泌物时，就会引起咳嗽。咳嗽是一个急剧的呼气运作，当呼吸道的信息传入中枢后，在呼吸中枢的支配下，会深吸一口气，使声门突然开放，气体喷出，瞬间完成，这就是咳嗽。

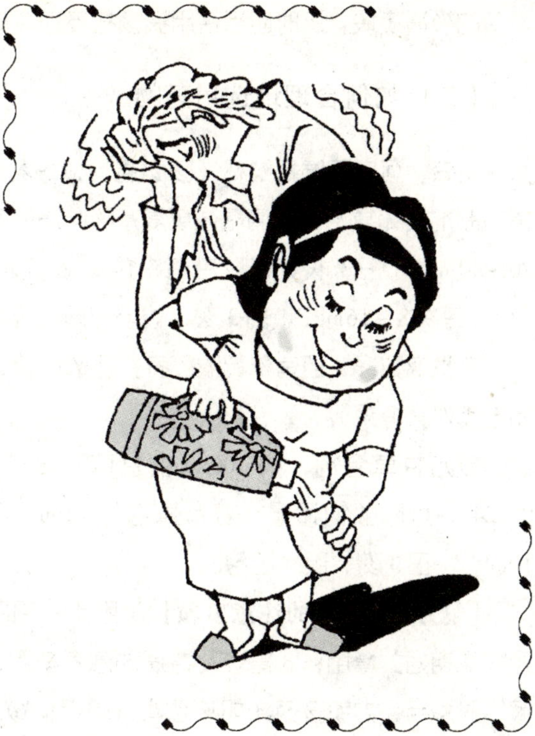

人的咽喉及鼻腔等处属于上呼吸道，是一个富含微生物的温床，有病毒、真菌、支原体、衣原体等不下100多种微生物在此处繁衍滋生。当人们抵抗力正常时，可以不断地把菌落、病毒喷射式地传播给别人，使别人发病，而自己却安全无恙。只有当抵抗力低下（如天寒受凉、过度紧张劳累、睡眠不足等）时，才容易发病。病情轻重，依身体状况和微生物品种强弱而有所不同。

较轻的局部炎症，有充血、发红或肿胀现象，分泌物不太多，但常有将这些异物排出的想法。炎症局部也常常因刺激而引起咳嗽，这就是干咳，应当服用镇咳药（如喷托维林等）。有的人患有慢性咽炎，常有哼、哈、清嗓子的习惯，这不能算是咳嗽。

咳嗽有时会带出一些分泌物，但痰液清稀，不浓稠，经堆积后咳出时也比较稠，但还不是有脓液的痰，基本上也是一种黏液性咳嗽。如果要使这些黏液性痰液顺利排出，就需要服用一些能使稠液变稀的祛痰药（如溴己新），它可以使黏液痰的分子断裂，从而易于咳出。

还有一种情况，就是不仅咳嗽频繁，而且痰液也很浓稠，甚至还有发绿、发黄的少量痰块，这时应当使用镇咳祛痰药（如复方甘草合剂等）。

（二）如何合理地选用药物

干咳，可口服喷托维林（咳必清），每次25mg，1日3~4次。也可服用其复方制剂（如复方咳必清糖浆或复方咳必清片等）。苯丙哌林（咳快好），每次20~40mg，1日3次。咳嗽带有白色黏液痰，可口服溴己新（必消痰、必嗽平），每次8~16mg，1日3次，羧甲司坦（强利痰灵），每次0.5g，1日3次。

咳嗽次数多，且有黏稠浓痰者，可选用镇咳祛痰药（如复方甘草合剂或复方右美沙芬糖浆）。

复方甘草合剂　每100ml含甘草流浸膏12ml、甘油12ml、酒石酸锑钾0.024g、枸橼酸钠适量、复方樟脑酊12ml、乙醇3ml。口服，成人每次5~10ml，一日3次，服时摇匀。

[**复方甘草合剂的注意事项**] ①服用一周后未缓解，应及时就医；②孕妇及哺乳期妇女慎用；③胃炎及胃溃疡患者慎用；④当本品性状异常时禁用；⑤服用时忌与强力镇咳药（如咳必清）同用；⑥儿童使用应在成人监护下，用量经咨询医师或药师后使用。本品应放置于儿童不能接触处；⑦出现严重反应或服用过量应及时就医；⑧有的人有轻微恶心、呕吐反应。

（三）您是不是应当去医院

引起咳嗽的原因很多，如果咳嗽还伴有发热及全身不适，或者痰中常带有黏稠的绿痰或黄痰，且有呼吸困难，憋气感，就应当及时去医院检查就诊，以免延误。

六、急性胃炎

（一）病情的分析判断

急性胃炎主要是物理刺激、化学刺激和生物刺激三大原因所致。物理性刺激

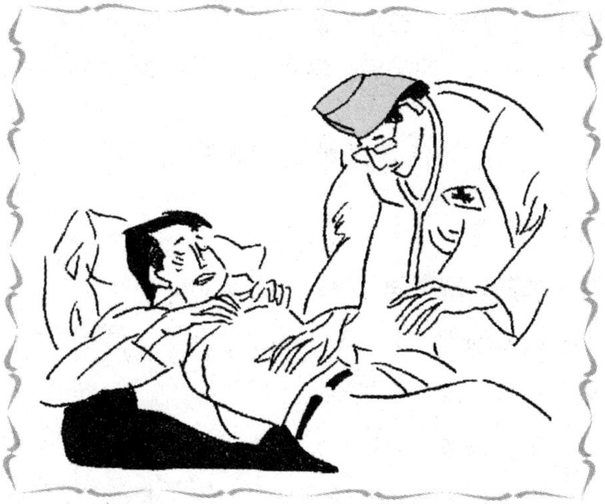

是由于食物过于粗糙、过硬、生冷或过烫所引起。化学性刺激则可能来自烟草（尼古丁）、白酒、浓茶、咖啡等。化学药物如阿司匹林、吲哚美辛、布洛芬、磺胺类、呋喃唑酮、铁剂和抗肿瘤药等均可造成对胃黏膜的强烈刺激。

食用了被细菌或细菌所产生的毒素污染了的食物（细菌虽然被杀灭，但有时毒素仍然存在于食物中），常常可以引起急性胃肠炎，这就是食物中毒。食物中毒往往是集体性的，发生于大片人群中。最常见的细菌是沙门菌属、嗜盐杆菌属、金葡菌属和大肠埃希菌属等。毒素则以金葡菌毒素为最多。沙门菌属存在于家禽、家畜、鱼类中，也可污染蛋类。嗜盐杆菌存在于海鲜，如蟹、虾、螺、海蜇、海鱼等海产品和腌渍食物中，故要食用新鲜的海产品。不可食用陈旧腐烂的粥、饭、肉制品等，天热时，不论在室温或冰箱中，放置时间过长，均易致金葡菌繁殖而产生毒素（金葡菌在30℃条件下，只要4～5小时，冰箱中时间稍长些。都可产生大量肠毒素，该毒素耐热性强，即使煮沸30分钟，仍可致病）。这当属于生物性刺激。

大量饮用白酒，常可导致急性胃炎，虽然因人而异，但均可出现胃黏膜病变，严重者可引起胃黏膜糜烂而大量出血。

急性胃炎的症状，常因病因不同而差异很大，生物性刺激引起的食物中毒，一般是在食物用后数小时至24小时内发病，症状随食用量多少和食物污染情况的不同而差异极大，大多有中上腹剧痛、绞痛及恶心、呕吐，还多有严重的肠炎，有的是水样腹泻。严重的还有畏寒、发热、脱水、酸中毒、休克等症状。因酗酒、食用生冷硬食物或食物理化因素（前面提到的物理、化学性刺激）所致者，常表现为单纯胃痛。上腹部有时也剧痛，不思饮食、恶心呕吐等，一般反应较食物中毒的症状轻得多，经服药后多能迅速缓解或痊愈。

（二）如何合理地选用药物

1. 西药

多潘立酮（吗丁啉）　每次10~20mg，1日3~4次，小儿按每千克体重0.3~0.6mg计，1日3~4次，饭前服。孕妇慎用。1岁以内儿童尽量不用，必须用时要谨慎，不可多服。

山莨菪碱（654-2）　每次5~10mg，1日3次。

溴丙胺太林（普鲁本辛）　每次15mg，1日3次。

颠茄浸膏片　每次8~16mg，1日3次。

雷尼替丁口服液　每10ml含药150mg，成人1次10ml，早晚各1次。严重肝肾功能不全者禁用，连续使用不得超过7天。

枸橼酸铋钾片　口服：成人每次0.3g，1日3~4次，餐前半小时服。

硫糖铝　每次1g，1日3~4次，饭前1小时服。

铝碳酸镁　每次1g，1日3次，饭后1小时服。

氢氯化铝凝胶　每次4~8ml，1日3~4次，饭前1小时及睡前服。

三硅酸镁　每次0.5~1g，1日3~4次，饭前服。

盖胃平　含海藻酸250mg、三硅酸镁和氢氧化铝各50mg，每次4片，1日3~4次，饭后嚼碎服。12岁以下儿童每次1~2片。婴儿吐奶，可将本品1片，用少量水溶化后掺入牛奶中服用。

复方氢氧化铝（胃舒平）　含氢氧化铝0.245g、三硅酸镁0.105g，颠茄流浸膏0.0026ml，每次2~4片，1日3次，饭前嚼碎服。

上述各制剂，均有多种剂型，如冲剂（颗粒剂）和胶囊剂等。

2. 中成药

柴胡舒肝丸　理气消导药。含茯苓、枳壳（炒）、豆蔻、白芍（酒炒）、甘草、香附（醋制）、陈皮、桔梗、厚朴（姜制）、山楂（炒）、防风、六神曲（炒）、柴胡、黄芩、薄荷、紫苏梗、木香、槟榔（炒）、三棱（醋制）、大黄

（酒炒）、青皮（炒）、当归、姜半夏、乌药、莪术（制）。舒肝利气，消胀止痛。主治肝气不舒，胸胁痞闷，食滞不消，呕吐酸水。口服，每次1丸，1日2次。

香砂枳术丸　常用消食导滞药。含木香、枳实（麸炒）、砂仁、白术（麸炒）。健脾开胃，行气消痞。主治脾虚气滞，脘腹痞闷，食欲缺乏，大便溏软。口服，每次1袋，1日2次。忌生冷食物。

木香顺气丸　行气解郁药。含木香、砂仁、香附（醋制）、槟榔、甘草、陈皮、厚朴（制）、枳壳（炒）、苍术（炒）、青皮（炒）。行气化湿，健脾和胃。主治湿浊阻滞，胸膈痞闷，脘腹胀痛，呕吐恶心，嗳气纳呆。多用于消化不良，胃肠功能紊乱，不完全肠梗阻，慢性肝炎，早期肝硬化。口服，每次6～9g，1日2～3次。如遇气郁化火而兼阴液亏损者慎用；忌生冷油腻饮食；孕妇慎用。

香砂养胃丸　常用理气消食药。含白术、茯苓、香附、砂仁、苍术、厚朴、陈皮、甘草、木香、南山楂、六神曲、麦芽、藿香、莱菔子、枳壳、半夏曲、党参。和胃止呕，舒气宽胸。主治脾胃虚弱，消化不良所致的两肋胀满，胃脘作痛，吞酸嘈杂，面色萎黄，四肢倦怠。

温胃舒胶囊　含党参、白术、山楂、黄芪、肉苁蓉、肉桂、砂仁等。主治浅表性胃炎、萎缩性胃炎及慢性胃炎所引起的胃脘凉痛、腹胀、嗳气、食欲缺乏、畏寒无力等症。口服，每次3粒，1日2次。

养胃舒胶囊　含党参、黄精、玄参、乌梅、白术、菟丝子、山楂等。主治浅表性胃炎、萎缩性胃炎及慢性胃炎所引起的胃脘灼热胀痛、手足心热、口干、食欲缺乏、消瘦等症。口服，每次3粒，1日2次。

气滞胃痛冲剂　含柴胡、枳壳、白芍、甘草、香附、延胡索等。舒肝和胃，止痛消胀。主治肝郁气滞，胸痞胀满，胃脘疼痛等。口服，每次10g，1日2～3次。忌恼怒。孕妇慎用。

胃苏冲剂　含紫苏梗、香附、陈皮、佛手等。理气消胀，和胃温中。主治气滞型胃脘痛，胸闷食少，排便不畅，舌苔薄白，脉弦等。常用于急慢性胃炎。

此外还有加味保和丸、加味左金丸、香砂平胃颗粒等。

上述各药还有多种剂型，如胶囊剂、冲剂、水丸等。

（三）医生告诉您怎样保养调理

1. 去除病因除避免食用与发病有关的食物外，任何有剧烈刺激性的食物及生冷不易消化的食物，也要避免食用。卧床休息，并根据情况，暂时选用流食，如牛奶、稀粥等。

2. 注意饮食卫生，生熟食品用具一定分开，以免污染。

3. 夏季的食物，不宜在室温中放置过久，应及时放入冰箱，冰箱存放的隔日熟食，也必须加热后再用，以防食物中毒。

（四）您是不是应当去医院

1. 呕吐的食物中，如有咖啡样吐出物，就可能是胃出血，应及时到医院诊治。

2. 上吐下泻，并伴有畏寒、发热等症状，又食用过不清洁或不新鲜的食物，且周围食用过同样食物的人，也有类似症状时，有可能是食物中毒，除及时报告防疫站外，还应立即送去医院输液和进行必要的治疗。

3. 剧烈腹痛或服药后腹痛仍不缓解，还有剧烈呕吐及严重腹泻，有脱水、血压下降、心跳加快、气短或憋气等症状时，应及时送去医院输液和进行有效的诊断和治疗。

4. 自己在家服药治疗 3 天后，症状仍未缓解或消失，应及时去医院诊治。

七、慢性胃炎

（一）病情的分析判断

慢性胃炎是指胃黏膜的非特殊性慢性炎症。有的病人没有自觉症状。有的病人进食后有上腹饱胀、不适或隐约作痛，常感到消化不良，并有嗳气、腹胀、反酸及不同程度的食欲减退和恶心、呕吐等。这些症状虽持续反复发作，但对身体健康无显著影响。如能通过诊断，已经排除了溃疡病、慢性肝炎、胆囊炎等，则可确认为慢性胃炎。

为了明确诊断，必要时，应去医院做胃液分析、钡剂造影或胃镜检查。上述检查，除了可以排除胃癌及胃溃疡外，还可进一步鉴别是萎缩性胃炎还是肥厚性慢性胃炎。

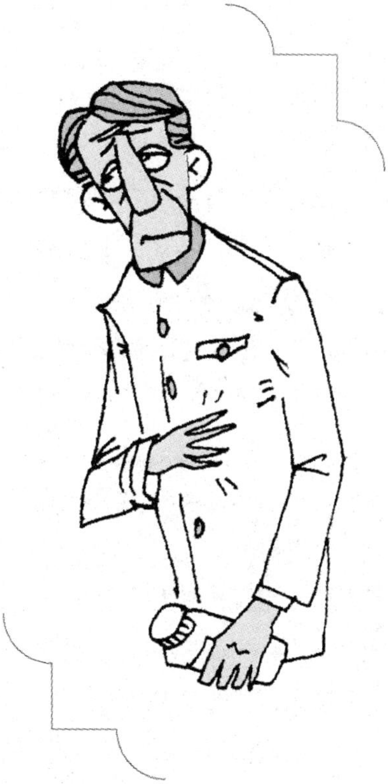

（二）如何合理地选用药物

1. 西药

溴丙胺太林（普鲁本辛）　每次15mg，1日3次。特点是具有类似阿托品的抗平滑肌（如胃肠、食管、血管等）痉挛的作用，对胃肠平滑肌有较好的选择性，但它也可以抑制汗腺、唾液腺的分泌，故除能缓解胃痛外，还同时有致口干的不良反应。本品不易通过血脑屏障，故对脑组织无影响，无兴奋中枢的不良反应。它除了治疗胃炎外，还可用于妊娠呕吐及遗尿的治疗。手术前及青光眼病人禁用，心脏病人慎用。

山莨菪碱（654－2）　是从茄科植物山莨菪提出的生物碱，天然者称为654－1，人工合成品为654－2。本品能解除平滑肌痉挛，使之松弛，不仅可以迅速缓解胃痛，还可有效地松弛血管平滑肌，改善微循环，解除多种休克和中毒症状。除常用于慢性胃炎外，还可用于心、脑血管病、视网膜炎和各种神经痛的抢救和治疗。口干的不良反应较弱。每次5～10mg，1日3次，口服。急性脑出血及青光眼病人忌用。

颠茄浸膏片　为茄科植物颠茄提成浸膏后制成的片剂。作用与阿托品相似，但作用较弱，能使胃肠平滑肌松弛，缓解疼痛。有口干等不良反应，每次8～

16mg，1日3次，口服。急性脑出血及青光眼病人忌用。

氢氧化铝凝胶　为中和胃酸药，可缓解或消除慢性胃炎所引起的不适，每次8～10ml，1日3次。

硫糖铝　为中和胃酸药，可缓解和消除慢性胃炎所致的不适，每次1g，1日3次，饭前服。

胃舒平　为复方的中和胃酸和缓解胃痛药，内含氢氧化铝、三硅酸镁和颠茄浸膏，每次2～4片，1日3次，口服。

枸橼酸铋钾片（或胶囊）　本品的主要成分是三钾二枸橼酸铋。有的称为得乐。在胃的酸性环境中能形成胶体溶液并成为弥散性的保护层而覆盖于炎性溃疡面上，阻止胃酸、酶及食物对炎性组织的侵袭。本品还具有降低胃酶活性，增加胃黏蛋白分泌，促进黏膜释放前列腺素的作用，从而保护胃黏膜。另外，本品对幽门螺杆菌（HP）具有杀灭作用，因而可促进胃炎愈合。可谓一举三得（抗酸、保护、抑菌）。常用于慢性胃炎，缓解胃酸过多所致的胃痛、胃烧灼感和反酸。口服，成人1次0.3g，1日3～4次，饭前服。严重肾病及孕妇禁用。偶有恶心、便秘等不良反应。

盖胃平　每片含海藻酸250mg、三硅酸镁和氢氧化铝各50mg，本品咀嚼后，可与唾液及胃酸形成一种浮游的黏性凝胶，从而形成阻止回流的物理屏障，能保护发炎的黏膜，促进其修复，并同时中和胃酸。成人，每次4片，1日3～4次，饭后嚼碎后用温开水冲服。12岁以下儿童，每次服1～2片。婴儿吐奶时，可将本品一片用少量水泡化后掺入奶中服。常用于胃炎、反流性胃炎、食管炎、胃肠胀气、婴儿吐奶等。

异丙嗪（非那根）　为镇静止吐药，可在反酸、恶心、呕吐时选用。每次服12.5～25mg，1日2～3次。

2. 中成药　柴胡舒肝丸、香砂枳术丸、加味保和丸、木香顺气丸、神曲茶（六曲茶）、香砂养胃丸、加味左金丸、香砂平胃颗粒、温胃舒胶囊、养胃舒胶囊、气滞胃痛冲剂、胃苏冲剂（参见内科病急性胃炎项下）均可选用。

（三）医生告诉您怎样保养调理

为了防止病情的发展和恶化，要注意心情愉快（不急、不怒、不怨）和饮食调理。定时进食，避免进食过冷、过热和辛辣等刺激食物，避免暴饮暴食，过度的劳累和精神紧张。如有口腔和鼻窦感染，要及时治疗。

（四）您是不是应当去医院

本病首先要通过医院检查，排除其他较严重的疾病后，才能确认为慢性胃炎。在自我治疗的过程中，如发现有便血（大便中夹带黑色便）或胃疼剧烈时，应及时去医院诊治。

八、消化不良

（一）病情的分析判断

消化不良是一种由胃动力障碍所引起的疾病，包括胃蠕动不良的胃轻瘫和食管反流病。引起消化不良的原因很多，也包括胃和十二指肠部位的慢性炎症，使胃和十二指肠的正常蠕动功能失调。患者的精神不愉快、长期闷闷不乐或突然受到猛烈的刺激等均是引起消化不良的原因。胃轻瘫则多是由糖尿病、原发性神经性厌食和胃切除术后所致。

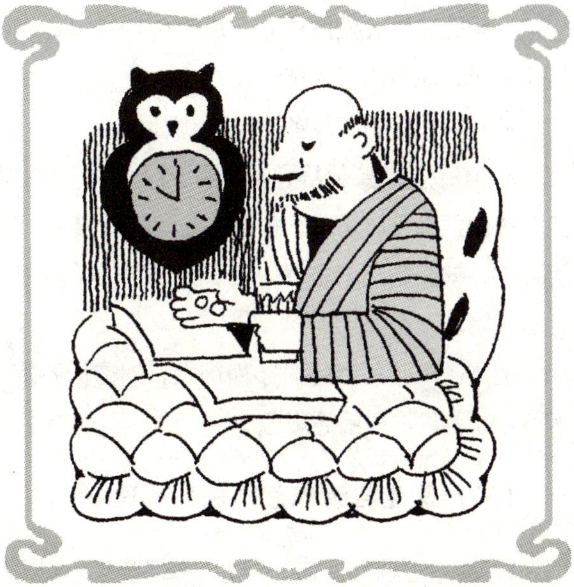

消化不良症状表现为断断续续的上腹部不适或疼痛、饱胀、灼热、嗳气等。常因胸闷、早饱感、肚子胀等不适而不愿进食

或尽量少进食，夜里也不易安睡，睡后常有噩梦。老年人的消化功能减退，易受情绪影响，有时食物稍粗糙、生冷、进食稍多或食物过于油腻时也可诱发。到医院检查，除胃镜下能见到轻型胃炎外，其他检查如B超、钡剂X线造影及血液生化检查等，都不能检查出不正常的证据。这种不适才能称之为消化不良。

值得强调的是，一般在家中自我治疗的轻型消化不良，大多是由于情绪不好、工作过于紧张、天寒受凉或多食生冷等不易消化食物所引起，仅有轻微的上腹不适、饱胀、灼热等症状。

（二）如何合理地选用药物

1. 西药

多潘立酮（吗丁啉）　每次10～20mg，1日3～4次。

干酵母（食母生）　每次1.0～2.0g，1日3次。

胰酶片　每次0.3～0.6g，1日3次，饭前服（胰酶是在碱性肠液中发挥作用，故应在胃酸少的饭前服用）。

乳酶生（表飞鸣）　每次0.3～1.0g，1日3次，饭前服（乳酶生是活的乳酸菌，故不得和抗菌药物同用）。类似的还有乳酸菌素颗粒剂、复合乳酸菌胶囊等。

二甲硅油片（消胀片）　每次0.1～0.2g，1日3次，嚼碎服（本药可消除肠中泡沫，使气体易于排出）。

还有胃蛋白酶片及多酶片可供选用。

2. 中成药　柴胡舒肝丸、香砂枳术丸、大山楂丸、加味保和丸、木香顺气丸、香砂养胃丸、加味左金丸、温胃舒胶囊、养胃舒胶囊、气滞胃痛冲剂、胃苏冲剂、神曲茶（六曲茶）、六味安消散（有的可参见内科病急性胃炎项下）可供选用。

上述各中西药，还有多种剂型，如香砂养胃丸就有水丸、浓缩丸、冲剂、胶囊剂、乳剂、口服溶液等。

（三）医生告诉您怎样保养调理

1. 生活要规律，定时入睡，作好自我心理调整，消除思想顾虑，注意控制情绪，心胸宽阔舒畅。

2. 戒烟酒，避免食用有刺激性的辛辣食物及生冷食物，用餐不宜过饱。

3. 到医院检查一下，看胃不适是不是由于糖尿病或甲状腺功能低下所致。

（四）您是不是应当去医院

1. 非溃疡性消化不良是一种良性疾病，病人还能正常进食，只是进食后常会加重胃部的饱胀感，胸闷难受，从而不愿多进食。症状不明显时，进食也很正常。尽管这种病人长期不舒适，但体重并未见明显下降。如果有胃不适，又有明显的进行性消瘦，就应及时去医院进行胃镜检查，看是不是肿瘤或其他器质性病变。

2. 如果上腹持续疼痛，并且和进食关系密切，是有规律的节律性疼痛（每当要吃饭时就疼），一进食，上腹痛就明显加重，这就有胃、十二指肠溃疡的可能，应及时去医院作进一步检查。

九、消化性溃疡

（一）病情的分析判断

消化性溃疡，人们常称之为胃溃疡和十二指肠球部溃疡。症状表现为：上腹部反复发作的规律性疼痛，疼痛的性质和程度因人而异，可表现为饥饿样不适感、针刺样疼痛、烧灼样疼痛、胀痛、钻心痛等。多数为钝痛，少数人为剧烈绞痛。疼痛范围约为手掌大小。溃疡较深时，可放射至背部，节律性疼痛是特点之一。胃溃疡、十二指肠溃疡的疼痛方式又不一样。十二指肠溃疡疼痛，多在晨起或早饭后 2 ~ 3 小时开始，午饭后缓解，下午 15 ~ 16 时又痛，晚饭后缓解，故也称为空腹痛；疼痛也可发生在睡前或午夜，又称之为夜间痛。胃溃疡的腹痛多在饭后 0.5 ~ 2 小时出现，至下一餐前消失，午夜痛极罕见。消化性溃疡的腹痛，常因饮食不同、情绪改变、气候寒冷等而加剧，每年夏季缓解，深秋至冬末春初发作，但也有10% ~15%始终无疼痛者。除腹痛外，还伴有腹胀、嗳气、反酸、灼热、恶心、呕吐等症状。

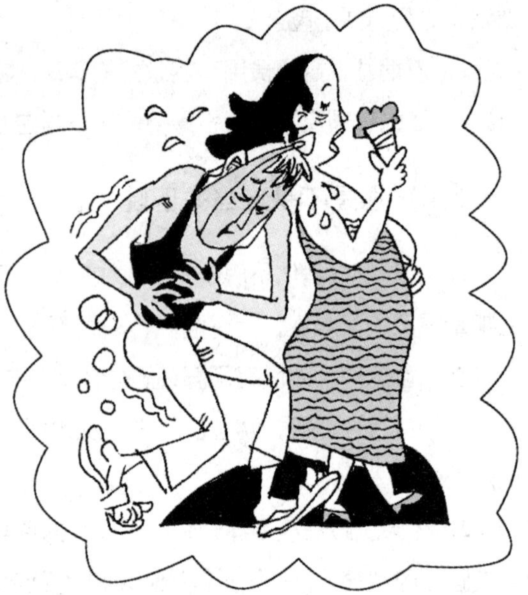

消化性溃疡的发生，是胃酸和胃蛋白酶共同作用的结果，由于胃酸和胃蛋白酶增加和胃黏膜的抵抗保护能力降低，两者之间平衡失调所致。

十二指肠溃疡的发生是由于：①胃酸分泌增多；②胃排空加快，引起了十二指肠（非酸性环境）的酸负担加大。

胃溃疡的发生是由于：①胃排空延缓、促胃液素释放增多和胃酸分泌增多；②胃炎使胃黏膜缺乏保护，胃炎导致酸（氢离子）的反向（向内）弥散，损伤胃黏膜；③幽门括约肌功能减退，造成十二指肠内容物向胃反流，十二指肠内容物中的胆盐和溶血卵磷脂等，均可损伤胃黏膜；④幽门螺杆菌是胃和十二指肠溃疡形成的关键因素。

（二）如何合理地选用药物

1. 西药

西咪替丁（甲氰咪胍）　口服：1日1g（三餐各服0.2g，临睡前再服0.4g），睡前一次服0.8g也可。孕妇、哺乳期妇女忌服；儿童、老年人及心脏病、脑病、肾病患者慎用。

雷尼替丁　口服，每次0.15g，1日2次。疗效较西咪替丁好，不良反应也较小。

法莫替丁　1日2次，早餐后、临睡前各服20mg。

上述三种药都是 H_2 受体阻断剂，可部分地抑制胃酸分泌，减少胃酸对溃疡面的刺激，促进溃疡愈合。

硫糖铝　为中和胃酸药，每次1g，1日3~4次，饭前及临睡前服。

铝碳酸镁　为中和胃酸药，每次1g，1日3次，饭后服。

氢氧化铝　常用其凝胶剂，中和胃酸疗效好，每次8~10ml，1日3次，饭前服。

三硅酸镁　为抗酸药，作用缓慢，每次0.5~1g，1日3次，饭前服。

胃舒平　含三硅酸镁、氢氧化铝、颠茄流浸膏，每次2~4片，1日3次，嚼碎服。

盖胃平　含海藻酸、三硅酸镁、氢氧化铝，每次4片，1日3~4次，饭后嚼碎服。

枸橼酸铋钾胶囊　口服，成人每次0.3g，1日3~4次，餐前半小时服。

大黄碳酸氢钠片（大黄苏打片）　每片含大黄0.15g、碳酸氢钠0.15g、薄荷油微量。口服，1次1~3片，1日3次。

2. 中成药　木香顺气丸、加味保和丸、香砂枳术丸、柴胡舒肝丸、加味左金丸、香砂平胃颗粒、温胃舒胶囊、气滞胃痛冲剂、胃得安片、六味安消散、胃苏冲剂（可参见内科病急性胃炎项下）可供选用。

（三）医生告诉您怎样保养调理

1. 溃疡病是心身性疾病之一，精神因素对其影响很大，因此，必须控制自己的情感，安排好生活，使其丰富多彩而有规律，不急、不怒、不怨，摒弃一切烦恼。

2. 进餐必须定时定量，不可过饱过饥，要细嚼慢咽，避免暴饮暴食。还要避免食用过热、过冷、过于粗糙、过硬、过酸和有刺激性的食物。除三餐外，不吃任何零食。

3. 注意营养，要保证足量的蛋白质和维生素（特别是维生素A和维生素C）。

4. 禁烟、酒、浓茶和咖啡。

5. 溃疡病是一种慢性病，治疗时间长，用药量也不少，除各个疗程之间要注意有一个停药间隙外，要注意药物的不良反应，如有反应和任何异常，必须及时去医院诊治。

6. 判断治疗效果，是否已治愈，不得以疼不疼为准，疗程未完，治疗不彻底，不疼也不能说明病已治愈，最佳办法应以胃镜检查为准。未判定前，不可自行其是，中断治疗，不然，容易复发。

（四）您是不是应当去医院

1. 本病应随时和医生取得联系，在医生的指导下服药。

2. 治疗过程中，如发现异常，应及时去医院检查，较严重的异常如下。

（1）出血：如有呕血或大便有黑块、黑点，又伴有头昏、眼花、无力、口渴、心慌、心跳过快、血压下降等症状，均应立即去医院检查。

（2）穿孔：患者会有剧烈腹痛，开始为右上或中上腹，逐渐变为脐周至全腹。腹痛可因咳嗽、翻身而加剧，此时，患者愿静卧而不愿移动，还有恶心、呕吐、烦躁不安、面色苍白、四肢发冷、心跳过快等症状。

（3）幽门梗阻：最突出的症状是呕吐，多在饭后30～60分钟发生，每隔1～2天发生一次。呕吐量很大，可超过1L，将隔夜饮食全部呕出。还有上腹饱胀不适、不思饮食、嗳气、反酸等症状。

（4）癌变：胃溃疡的癌变率为2%～3%。十二指肠球部溃疡不会癌变。因此，凡中年的胃溃疡患者又有下列情况之一时，应及时赴医院诊治：①溃疡病经药物治疗4～6周，未见明显好转；②定时疼痛消失，食欲减退，体重减轻；③大便隐血试验阳性，并伴有贫血。

上述情况，均应速去医院检查诊治，不可延误。

十、胃和食管反流

（一）病情的分析判断

胃和食管反流，是指胃内容物反流入食管，引起灼热、疼痛等症状，进一步发展恶化，还可引起食管炎和溃疡及口、咽喉、气道等的损害，所以，必须尽早防治。正常人有时因过饱打嗝也有食管反流，但由于食管功能正常，而使这种反流短暂并迅速消失，并不致造成任何危害。当下食管及胃贲门括约肌松弛，运动功能失调，或者是在胃大部分切除术后，均可由于过频繁的反流而引起食管炎及食管黏膜损害，常有烧灼不适及食管疼痛，有时疼痛会从剑突下扩散至胸骨下端。由于经常反胃，胃反流出的食糜物又呈酸苦味，会使人感到极度不适。吸烟、饮酒等可诱发本病并使之恶化。如果形成了食管炎，甚至出现溃疡时，就会因吞咽困难而妨碍进食。

（二）如何合理地选用药物

1. 西药

多潘立酮（吗丁啉）　每次10~20mg，1日3~4次，饭前服。肛内给药，每次60mg，1日2~3次。本品能促进胃的运动，使胃下部的幽门括约肌松弛，从而促进胃排空加快，使胃的运动加速而通畅。除麻醉及化疗所致的呕吐外，对多种原因所引起的恶心、呕吐都有效，对胃、食管反流的抑制作用尤为显著。

西咪替丁（甲氰咪胍）　它能明显地抑制由食物、组胺等所引起的胃酸分泌，降低胃液的酸度，减少胃液对食管的侵蚀。但它的不良反应较多，久服后可引起阳痿（抗雄激素作用）；抑制造血而使白细胞、血小板减少；在胃肠道可致口干、口苦、腹泻、腹胀；泌尿系可造成肾功能损害；还可引起头痛、头昏、疲乏、嗜睡、心动过缓和颜面潮红等反应。为了避免和减少这些不良反应，可于临睡前服0.8g，或于三餐后和临睡前各服0.2~0.4g。孕妇、哺乳期妇女忌服，儿童、老年人及心脏病、脑病、肾病患者慎用。

雷尼替丁　能有效地抑制胃酸分泌，减少胃液酸度而对食管有良好的保护作用，其作用强于西咪替丁5~8倍，疗效高，作用时间也较长，不良反应也较少，不致引起阳痿。所以，它是一个比较安全的抗酸药。每次150mg，1日2次，早晚饭间口服；好转后，每日服150mg维持即可。孕妇、哺乳期妇女及8岁以下儿童禁用，肝、肾功能不全病人慎用。

法莫替丁　其作用比西咪替丁强30~100倍，比雷尼替丁强6~10倍，长时间用药也没有西咪替丁那些不良反应。每次 20mg，1 日 2 次，早晚饭后或早饭后、临睡前口服。哺乳期妇女用药应停止哺乳，孕妇及严重肝、肾病人、有药物过敏史者应慎用。

硫糖铝（胃溃宁） 为抗酸药，能与胃蛋白酶相络合，防止胃酸侵蚀分解黏膜蛋白；也能与黏膜蛋白络合而形成保护膜，覆盖食管的炎性面和溃疡面，阻止胃酸、胃蛋白酶对黏膜的渗透和侵蚀，因此，它有双重保护作用，有利于炎症消除和溃疡的愈合。每次 1g，1 日 3～4 次，饭前 1 小时及临睡前口服。个别人有恶心、口干及胃不适的不良反应。

铝碳酸镁 为抗酸药，其作用比碳酸氢钠、氢氧化铝均好，作用时间长而且充分，且作用温和，不良反应少而轻，仅个别人有腹泻现象。因为它的阳离子是铝和镁，所以将其轻泻和便秘两种不良反应相互抵消。它除直接中和胃酸外，还可在减少胃酸的同时吸附胃蛋白酶而有利于溃疡面的修复。每次 1g，1 日 3 次，饭后 1 小时服。

氢氧化铝 有抗酸、吸附胃蛋白酶、局部止血、保护溃疡、保护炎性表面等多种功能，作用缓和而持久。久服可引起便秘；有少量可在胃酸中转变为氯化铝而吸收入血，对老年痴呆症不利，故老年人不宜长期用。如有便秘，可与三硅酸镁交替使用。常用的是氢氧化铝凝胶，每次 8～10ml，1 日 3～4 次，饭前 1 小时及临睡前服。因它能阻碍磷的吸收，故肾功能不全者慎用。

三硅酸镁 本品为抗酸药，作用缓和而持久，不产生气体，能保护胃黏膜，并有轻泻和吸附作用，用于胃溃疡和食管反流。每次 0.5～1g，1 日 3 次，饭前服。

还可以采用一些复方制剂，如**盖胃平**（含海藻酸、三硅酸镁、氢氢化铝），每次 4 片，1 日 3～4 次，饭后嚼碎服。

也可选用**枸橼酸铋钾片**（或颗粒剂、胶囊），口服，成人每次 0.3g，1 日 3～4 次，饭前半小时服。

2. 中成药 **香砂养胃丸、木香顺气丸、加味保和丸、香砂枳术丸、柴胡舒肝丸、加味左金丸、香砂平胃颗粒、温胃舒胶囊、气滞胃痛冲剂、胃苏冲剂**等（参见内科病急性胃炎项下）可考虑选用。

（三）医生告诉您怎样保养调理

1. 避免餐后立即卧床，晚饭后不得再进食，临睡前不饮水。

2. 抬高床头位 15 ~ 20cm，左上右下侧卧，使胃内容物不易反流。

3. 忌烟酒及刺激性食物（包括辣椒、胡椒、咖啡等），适当控制食量并且少食脂肪。

4. 适当地做挺胸收腹活动，或每天多做腹式呼吸运动（与内气功相似）。

（四）您是不是应当去医院

1. 剧烈的恶心呕吐，会导致胃及腹腔内压大增，使更多的胃内容物反流，加重食管黏膜损伤；剧烈呕吐也能引起胃和食管结合部的黏膜撕裂，导致胸痛和出血。因此，出现此种剧烈呕吐时，应速去医院止吐。

2. 如出现吞咽困难，且有食欲缺乏和逐渐消瘦等情况，应及时去医院细心检查，以排除食管癌及胃癌。

十一、旅行性腹泻

（一）病情的分析判断

旅行性腹泻是在旅行的人群中所发生的一种急性腹泻的总称，其中有的是感染性腹泻，有的则是过敏性腹泻。

感染性腹泻是因为食用了受污染的食物和水，经粪至口这一途径而传播，其中以食物传播为主，如食用生菜时洗涤的水不清洁，食用后即可因污染而导致腹泻，病原体是细菌、病毒或寄生虫等。

过敏性腹泻又称功能性腹泻，发生人数略少于感染性腹泻。如内地人到海滨旅游，食用了海产品，有的极为敏感，稍多食，即可发生腹泻；有的人则是食用了不大新鲜的海产品（其中含有较多的组氨酸），也可发生腹泻。

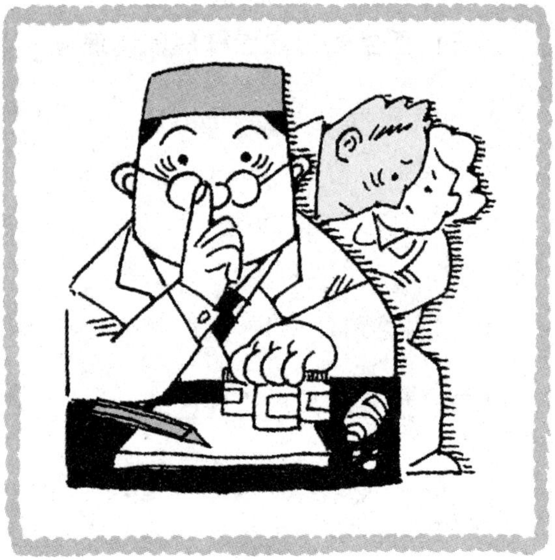

居住在卫生条件较好的居民，到卫生条件较差的地区去旅游，或住上了卫生条件较差的旅店或宾馆，也容易引起旅行性腹泻，年龄以20～29岁的青年居多，55岁以上的老人（抵抗力低）也不少。症状轻重，决定于病原体的种类。腹泻发生的时间，多在抵达目的地居住2～3天，持续时间可达3～5天，多为稀便或水样便，多需赴医院输液治疗（一般轻型的服用一些口服补液盐即可）。有2%～10%的病人病情较重，有血水样便，同时伴有恶心、呕吐、发热等症状。平时体质过敏者，更易发病（这种病人多需送医院治疗）。

（二）如何合理地选用药物

1. 西药

小檗碱（黄连素）　每次0.1～0.3g，1日3次。作用较弱，但不良反应较少，对轻型腹泻、肠炎等疗效较好。

药用炭　它具有良好的吸附作用，可减轻有害物质对肠壁的刺激而止泻。每次1.5～4g，1日2～3次，饭前服。亦可在服本药后，服缓泻药，以使有害物质尽快排出。本品应贮存于干燥密封处，吸湿后疗效大减。

鞣酸蛋白　在肠内逐渐分解出鞣酸而凝固蛋白，起收敛止泻作用。每次1～2g，1日3次，空腹用。本品不宜与乳酶生、胰酶、胃蛋白酶等同服，以免相互作用减效。

双八面体蒙脱石（蒙脱石散、思密达）　本品为天然蒙脱石微粒粉剂，具有层纹状结构和非均匀性电荷分布，对消化道内的病毒、病菌及其产生的毒素、气体等，有极强的吸附、固定、抑制作用，使其失去致病能力；此外，它对消化道黏膜还有很强的覆盖保护能力，修复、提高黏膜屏障对攻击因子的防御功能，具有平衡正常菌群和局部止痛作用，常用于急、慢性腹泻。口服，成人每次1袋（3g），1日3次。儿童1岁以下，每日1袋，分3次服；1~2岁，每日1~2袋，分3次服；2岁以上，每日2~3袋，分3次服。服用时，将本品倒入半杯温开水（约50ml）中混匀后快速一次服完。治疗急性腹泻时用量应加倍。如出现便秘，应减量服用，治疗急性腹泻时，还应注意纠正脱水（轻型者可同时服用口服补液盐）。

2. 中成药

香连丸　清热燥湿药。含黄连、木香。清热燥湿，行气止痛。主治湿热内滞大肠所引起的下痢赤白，脓血相杂，里急后重，腹痛腹泻，不思饮食，小便不利。常用于菌痢或急、慢性肠炎。口服，每次3~6g，1日2~3次，小儿酌减。忌食生冷油腻食物。

葛根芩连片　清里解表药。含葛根、黄芩、黄连、甘草。解表，清热，解毒。主治泄泻，痢疾，身热烦渴。多用于急性肠炎或细菌性痢疾。口服，每次3~4片，1日3次。下痢不发热、脉沉迟或微弱，证属虚寒者不适用。

藿香正气水　参见内科病热伤风项下。

也可选用加味保和丸。

上述中西药，均有多种剂型。

（三）医生告诉您怎样保养调理

1. 注意饮食卫生，避免食用不洁的生菜。

2. 注意不要食用不新鲜的海产品（如在冰箱贮存过久的虾、蟹、螺等）。

3. 适当地保暖并卧床休息。

4. 口服补液盐，调节水、电解质的平衡，口服补液盐的配方（市面有售）是：每1000ml含氯化钠3.5g、氯化钾1.5g、碳酸氢钠2.5g（ORSⅠ）（或枸橼酸钠2.9g，ORSⅡ）、无水葡萄糖20g，每次口服500~2000ml，防治急性腹泻所致的脱水。

（四）您是不是应当去医院

1. 如果排出的是脓血样便，每次排出虽然不多，但屡排屡有，所谓“里急后重”，应速去医院肠道门诊就诊。

2. 多次水泻，必然失水过多，如感到全身乏力、虚脱，应速去医院大量补充水分。

3. 严重腹泻并伴有频繁呕吐，有时水泻次数也较多，还有发热、出冷汗、血压降低等症状，应速去医院治疗。

十二、习惯性便秘

（一）病情的分析判断

每周排便少于3次，或排便经常感到困难，都算便秘。便秘的人，不仅会因为大便滞留而使毒素吸收过多，也因大便排出缓慢而比正常人吸收过多的胆固醇。因此，长期便秘的人，面色昏黯、臃肿，呈现出一种异常的病态面容。

1. 症状性便秘，多系器质性病变所致

（1）直肠肛门病变如肛裂、痔疮等，对排便有逆反抵触心理。

（2）结肠病如梗阻、狭窄、肿瘤、先天性巨结肠等，常有大便阻滞。

（3）慢性肺气肿、严重营养不良、肠麻痹、甲状腺功能低下、腺垂体功能不全、糖尿病并发神经病变等，均有排便困难倾向。

（4）药物如吗啡、碱式碳酸铋、氢氧化铝、地芬诺酯（苯乙哌啶）及某些镇静药等，均可导致便秘。

2. 习惯性便秘，又称功能性便秘

（1）饮食组成不良如米面过于精细、食量过少、食用含粗纤维（特别是不消化纤维）的蔬菜水果及粮食过少、油脂太缺、饮水不足等。

（2）排便习惯不良有便意时不及时排便，抑制便意。习惯于排便时看书报，不积极排便。依赖缓泻药排便或滥用泻药，使肠道排便的敏感性降低。

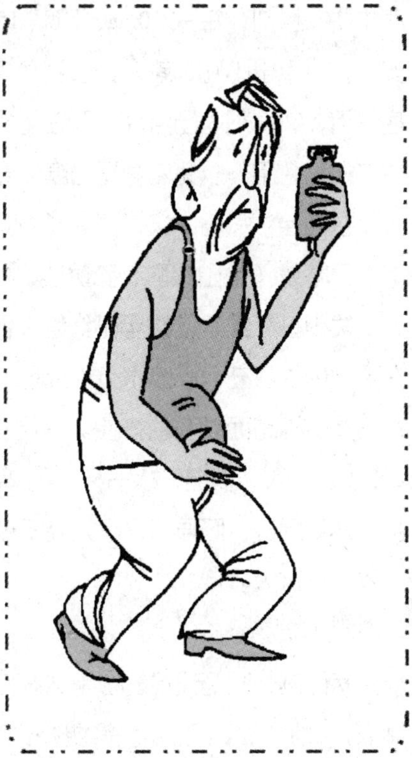

（3）生活起居无规律，每天排便无定时，睡眠不足或久睡不起。长途旅行或因工作繁忙（如空中小姐）未养成按时排便习惯。

（4）老年体衰排便无力、多胎妊娠妇女体力过弱、膈肌与腹肌及肠壁平滑肌无力等，均可造成排便困难。

习惯性便秘，常见于原发性肠蠕动功能异常，大便蠕动输送延续或巨结肠等。便秘多次，应及时到医院请医生查明原因。如果是症状性便秘，应尽快治疗，去除病因。如果是习惯性便秘，可按下述方法治疗或调理。

（二）如何合理地选用药物

1. 西药

乳果糖　又名半乳糖苷果糖，本品为酸性双糖。因人类肠道内没有能使其分解的双糖酶，故在小肠内不会被消化和代谢，吸水后，大部分进入结肠，使大便软化而易于排出。常服用其50%糖浆，每次30～40ml，1日3～4次。如腹泻过盛，则可减量服用。服药时应多喝水。切忌用量过大，以免引起不适。

比沙可啶　它能刺激肠壁感觉神经末梢，引起肠壁反射性蠕动而导致排便。最近认为它主要的作用是抑制肠壁分解钠离子、钾离子和三磷酸腺苷酶，阻止水和电解质的吸收而使肠内容物增加，保持大便稀软而易于排出。它也可以通过增加肠黏膜的前列腺素而致泻。口服，睡前服肠溶片10～15mg，6～10小时后排便。栓剂，每只 10mg，用后 15 ~ 60 分钟即可致泻。栓剂的应用较广泛、安全，可用于小儿、老人、心脏病人、产妇及手术前后的病人。注意：①急腹症禁用；②片剂为肠溶片，要在肠中起作用，故不得嚼碎后服用，也不可和碱性抗酸药合用，以免刺激胃黏膜而导致不适。

甘油栓　每日 1 次，塞入肛内。

开塞露（含山梨醇、硫酸镁、甘油）　打开一支后从肛门内一次注入。

羧甲基纤维素（羧甲基纤维素钠颗粒）（冲剂）　本品为膨胀性泻药，它在肠腔内，可充分吸收水分而膨胀，既不被消化也不被吸收，能缓和地刺激肠道平滑肌蠕动而顺利地排便。常用于轻度、中度便秘的治疗。口服，成人 1 次 2g，1 日 3 次，以温开水一杯（约 240ml）冲服。注意：①服药后还应适当多饮水；②阑尾炎、肠梗阻、孕妇及不明原因的腹痛者禁用；③不宜长期服用；④用量不得过大。

2. 中成药

麻仁丸　润肠通便药。含大麻仁、苦杏仁、大黄、枳实（炒）、厚朴（姜制）、白芍（炒）。主治肠燥便秘。口服：大蜜丸每次 1 丸，小蜜丸每次 9g，水丸每次 6g，1 日 1 ~ 2 次。孕妇不宜使用；年老体弱者不宜常服；血少阴亏引起的便秘也应慎用。

麻仁润肠丸　润肠通便药。含大麻仁、苦杏仁（去皮炒）、大黄、木香、陈皮、白芍。主治大肠积热引起的津液不足，肠道失调、脘腹胀满，大便秘结。口服，每次 1 ~ 2 丸，1 日 2 次。孕妇忌服。

五仁润肠丸　通用的消积通便药。含地黄、陈皮、肉苁蓉、熟大黄、当归、桃仁、大麻仁、柏子仁、郁李仁、松子仁。润肠通便。主治血虚便秘，腹胀食少，消化不良。多用于久病、产后、术后血气未复或年老体弱者的大便干燥、津枯便秘等症。口服，每次 1 丸，1 日 1 次。孕妇遵医嘱服用。

车前番泻复合颗粒（冲剂）　缓泻药，100g 中含卵叶车前草种子 52g，卵叶车前子果壳 2.2g，番泻果实 12.4g。卵叶车前的种子及果壳中含有纤维，在肠道中遇水膨胀后形成黏液团，使大肠内粪便膨胀软化而易于排出；番泻果实中含有苷类物质对肠道有轻微的刺激作用，促使肠道蠕动。二者协同，可产生温和的缓泻作用。用于成人便秘、老年人因肌张力降低所致的便秘及痔疮病人的便秘。口服，成人一次 5～10g。本品作用缓慢，一般用药后 24～36 小时才见效。疑似或确认为肠梗阻或消化道（尤其是食管）狭窄者禁用。用后多饮水，并忌与地芬诺酯、洛哌丁胺、阿片制剂及氢氧化铝等抑制肠蠕动的药物同用，以免引起肠梗阻。

还有苁蓉通便口服液也可选用。

上述中西药均有多种剂型。

（三）医生告诉您怎样保养调理

1. 通过自我训练，养成良好的排便习惯。如果经常有大便嵌塞时，要先用生理盐水 200ml 清洁洗肠，1 日 1～2 次，共 3 天。清肠后，每日服乳果糖糖浆 15～30ml，使自己形成每日 1～2 次的排便习惯，这是特殊情况。

2. 一般人的便秘则不必采取上述措施，努力养成定时的一日 1～2 次的排便习惯即可。每日早餐后 5～10 分钟定时准时如厕，即使有时排不出，也要养成定时如厕的习惯，每天坚持 30 分钟，日久天长就会形成条件反射，到时就有便意。因为早餐后的结肠反射最强烈，便意也极易形成。如果仍不能排便，晚餐后再排一次，逐渐形成每日定时 1～2 次的排便习惯，至关重要，简而言之，4 个字“定时，2 次”。如个别时候，实在难以排出，也可求助于甘油（开塞露）。如此坚持训练 3 个月，直到完全形成定时排便习惯为止。

3. 每天练习腹式深呼吸 100～300 次（与内气功相似），坚持下去，也有助于加强便意，形成定时排便的习惯。

4. 要多进食一些富含不易消化的粗纤维食物，粮食如麦麸、糙米、玉米面、大豆、豌豆、蚕豆等，水果如香蕉、苹果等，蔬菜如芹菜、韭菜、豆芽菜、茄子、萝卜等。近年来多主张将不消化纤维列在脂肪、蛋白质、糖类、盐类、维生素、水之后称为第七营养素，可见其重要性。

（四）您是不是应当去医院

1. 便秘的原因很多，首先应当去医院确诊一下，看是不是真系习惯性便秘，以免因为轻易地认为自己是习惯性便秘，而耽误了其他严重疾病的发现和治疗。

2. 年老体弱的人常同时患有多种疾病，特别是患有严重高血压、冠心病的人，易因排便时用力过猛，腹腔压力突然过大而发生意外，如脑出血、急性心肌梗死等。所以，年老体弱并同时又患有心脑血管病的病人，即使是习惯性便秘者，实在排不出大便时，也要及时求助于开塞露或甘油栓，或及时去医院诊治。

十三、慢性胆囊炎

（一）病情的分析判断

慢性胆囊炎是胆囊的慢性病变，绝大多数人都伴有胆囊结石，极少数人是由细菌或寄生虫所引起。多长期无症状表现，有部分病人有右上腹或中上腹疼痛，有的还有右肩背难受或在晚上或晚餐后右肩部疼痛等症状。如有胆石嵌顿，则可发生右上腹难以忍受的胆绞痛，常持续 15 ~ 60 分钟，同时还有恶心、呕吐、饱胀、灼热、打嗝、反胃等症状。有的也表现为消化不良，对脂肪饮食难以忍受。通过 B 超检查，多可明确诊断，显示出胆囊有结石和沉积物，胆囊增厚或萎缩。胆囊积液病人，则显示出胆囊增大。因 B 超的

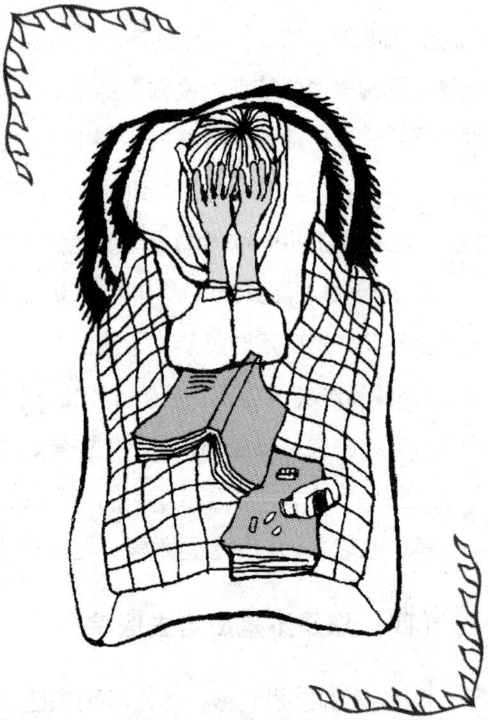

腹部检查有一定局限性，故有时需要做 X 线胆囊造影，以进一步确诊。

（二）如何合理地选用药物

1. 西药

苯丙醇（利胆醇） 每次 0.1～0.2g，1 日 3 次，饭后服，胆囊阻塞性黄疸患者禁用。

溴丙胺太林（普鲁本辛） 每次 15～30mg，1 日 3 次。

山莨菪碱（654－2） 每次 5～10mg，1 日 3 次。

硫酸镁液 浓度为 33%，每次 10ml，1 日 3 次。

颠茄浸膏片 每次 8～16mg，1 日 3 次。

2. 中成药

芎菊上清丸 祛风清热止痛药。含川芎、菊花、黄芩、白芷、桔梗、栀子、连翘、防风、蔓荆子（炒）、荆芥穗、黄连、甘草、羌活、薄荷、藁本。清热散风，止痛。主治外感风热，鼻塞头痛。用于头晕目眩、神经性头痛、神经官能症、风火牙痛等。口服，每次 6g，1 日 3 次。体虚者及儿童酌减。忌辛辣油腻食物。

黄连上清丸 常用清热泻火药。含黄连、黄芩、石膏、连翘、荆芥穗、蔓荆子（炒）、防风、旋覆花、甘草、大黄（酒炒）、黄柏（酒炒）、栀子（姜制）、菊花、白芷、川芎、薄荷、桔梗。清火散风，通便。主治头昏耳鸣，牙龈肿痛，口舌生疮，咽喉红肿，暴发火眼，大便燥结，小便赤黄。口服，每次 1 丸，1 日 2 次。孕妇忌服；老年体弱，大便溏薄，脾胃虚寒者禁用。忌辛辣食物。

牛黄上清丸 清热泻火药。含牛黄、黄连、黄柏、栀子、冰片、地黄、薄荷、川芎、白芷、甘草、大黄、黄芩、石膏、连翘、赤芍、当归、菊花、荆芥穗、桔梗。清热泻火，消肿止痛。主治头痛眩晕，目赤耳鸣，口舌生疮，牙龈肿痛，大便燥结。口服，每次 1 丸，1 日 2 次。孕妇慎用。体弱便溏者慎用。忌辛辣食物。

此外，还有三黄片、黄连解毒丸、牛黄解毒片等可供选用。

（三）医生告诉您怎样保养调理

1. 胆汁是帮助脂肪消化吸收的主要物质，胆囊炎病人的胆汁分泌不良，故脂肪吸收困难。病人应以高蛋白、高维生素的偏素食为主，尽力避免高脂肪饮食。

2. 生活要有规律，心情要保持愉快、宽容、舒畅，避免过度劳累，不暴饮暴食，少吃油腻食物，消除发病诱因。多进行活动，调理经络气血，保持平和心态，以利于胆道疏通，减少急性发作。

3. 针灸常用的主穴有：双侧足三里、阳陵泉、胆囊穴（阳陵泉下3～5cm，压痛明显处）、中脘、胆俞等，每次取三穴，强针刺，留针15～30分钟，5～7天为一疗程，不仅消炎、止痛，还可促进胆汁排出。

（四）您是不是应当去医院

1. 在上述自我治疗之前，应首先去医院确定一下，是不是慢性胆囊炎。

2. 如果有恶心，并有向肩部放射的右上腹绞痛，可能是胆结石嵌顿，应及时去医院检查诊治。

3. 慢性胆囊炎的自我治疗，以服用利胆药和缓解疼痛为主，但如有发热，则提示有明显的感染，应及时去医院就诊。

4. 如出现了黄疸（眼巩膜及皮肤出现了黄色或金黄色）、皮肤瘙痒，说明胆道出现了梗阻，应及时去医院诊治。

十四、蛔　虫　病

（一）病情的分析判断

蛔虫是寄生在人体内最大的线虫之一，每日产卵可达数十万个。虫卵随人粪排出，散布到泥土、蔬菜和水中，接触泥土、生水和生菜的手，如果在吃饭前不洗净，就有可能把虫卵吃进肚内。虫卵在小肠中大量繁殖，能引起腹痛和乏力，有时还会有恶心、呕吐、腹泻等症状。蛔虫在肠道里到处乱钻，有时还能从口中吐出；钻入胆道，即可引起胆绞痛，疼得人在床上或倒地翻滚；如互相缠绕结成团块，还可形成肠梗阻。

有蛔虫病的患者化验大便时即可找到蛔虫卵，这就是肠中有蛔虫的证据。其他肠道寄生虫也是通过各种途径传入人体的，必须及时用药驱除，以免影响健康。

（二）如何合理地选用药物

阿苯达唑（肠虫清）　本品为高效广谱驱虫药，杀灭作用强，对蛔虫、蛲虫、钩虫、鞭虫均有效。口服，一次顿服 0.4g。2 岁以上小儿（2 岁以下不宜服）顿服 0.2g，不用服泻药，嚼碎、整吞、与食物同服均可。急性感染病期内、癫痫病患者及孕妇、哺乳期妇女不宜服用，严重心、肝、肾病人及溃疡病人慎用。

甲苯达唑（安乐士）　本品为广谱驱肠虫药，通过抑制肠虫摄取葡萄糖而起灭杀作用。驱蛔虫、蛲虫，不分年龄，一次顿服 0.2g。孕妇忌服。驱钩虫、鞭虫，每次 0.1g，口服 2 次，连服 3 ~ 4 天。

上述二药还有多种复方制剂。

哌嗪（枸橼酸哌嗪）　本品通过抑制胆碱酯酶麻痹虫体，使之不能活动，也不能附着于肠壁而随粪便排出。驱蛔虫：成人 3 ~ 3.5g，睡前一次服，连服两天，一般都不必服泻药。驱蛲虫，成人每次 1 ~ 1.2g，1 日 2 次，连服 7 ~ 10 天；小儿每日按每千克体重 60mg 计，分 2 次服，但每日总量不得超过 2g，连服 7 天。有肝、肾功能不良，神经疾病及癫痫病史者禁用。

噻嘧啶（抗虫灵）　本品通过抑制胆碱酯酶麻痹虫体，使之不能活动，也不能附着于肠壁而随粪便排出。驱蛔虫，成人 1.2 ~ 1.5g，睡前顿服。驱钩虫，每日 1 次，每次 1.2 ~ 1.5g，连用 3 天。驱蛲虫，每日 1 次，每次 1.2g，小儿每次按每千克体重 30mg 计，成人、小儿均连服 1 周（睡前服）。孕妇及冠心病、肝炎、肾炎、严重溃疡病患者慎用。急性感染病期内暂停用药。

上述各药还有多种剂型。

（三）医生告诉您怎样保养调理

1. 养成良好的卫生习惯，饭前便后要洗手。

2. 不喝生水，生吃蔬菜、瓜果要注意洗净。

3. 搞好环境卫生，教育孩子不要随地大小便，消灭苍蝇，不要用新鲜粪便给蔬菜施肥。

4. 勤剪指甲，小儿不要吸吮手指。

（四）您是不是应当去医院

1. 突然发作的右上腹绞痛、钻心疼，疼得在床上打滚，频繁呕吐，疼痛还向右肩背部扩散，多系胆道蛔虫所致。

2. 急性心肌梗死，也有上腹痛和恶心、呕吐的表现，故不可大意，尤其是高血压、冠心病、肥胖、高血脂病人更应注意。

3. 急性脐周的阵发绞痛，伴有剧烈呕吐和腹胀，应考虑是蛔虫肠梗阻所致。

如出现上述症状，应及时去医院诊治。

十五、缺铁性贫血

（一）病情的分析判断

人体的红细胞由血红蛋白组成，血红蛋白又是由铁和蛋白组成的。人体内有铁4.5g，其中73%用来合成血红蛋白。红细胞经过120～130天就会衰亡代谢，为了新生形成，就必须不断地补充铁，如铁质缺乏，就会因补充不足而出现缺铁性贫血。

引起缺铁性贫血的原因很多，其中最主要的原因是铁的摄取不足或长期大量失血（铁也长期大量丢失），使体内铁质缺乏。

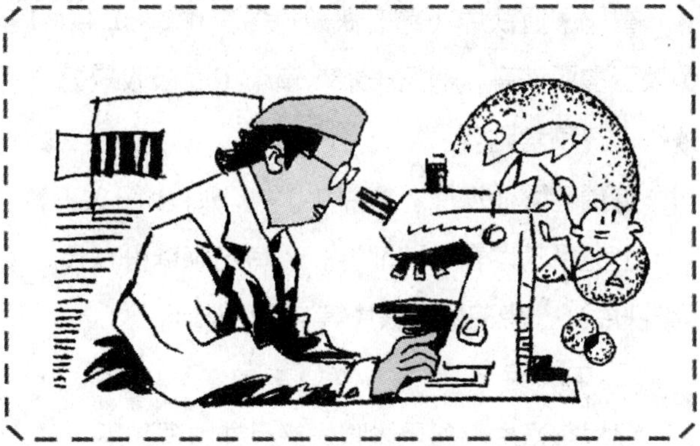

1. 饮食中缺乏足够量的铁或食物结构不合理，使铁的吸收利用降低，是缺铁的原因之一。铁的吸收利用不良，如胃大部分切除术后（维生素 B_{12} 也缺失）、胃酸缺乏、慢性萎缩性胃炎等，也可导致铁的缺乏。

2. 生理情况的改变（如婴幼儿，青少年，月经期、妊娠和哺乳的妇女），需铁较多，如不及时足量补充，即可出现缺铁性贫血。

3. 铁的大量丢失，主要是一些长期的慢性失血，如月经过多、钩虫病、胃肠出血（如溃疡出血、长期大量服用阿司匹林等）、结肠肿瘤等所致。

缺铁性贫血的症状是：由于血液带氧能力低下（血红蛋白不足）而表现为心慌、气短、疲乏、无力、头晕、耳鸣、记忆力降低，有的也有腹胀、恶心、呕吐和食欲缺乏等。毛发无光泽，指甲扁平、反甲、甲破裂、指甲盖下发白，口唇黏膜和眼睑（眼皮）下黏膜苍白，也是明显的症状。

（二）如何合理地选用药物

1. 西药

硫酸亚铁（硫酸低铁）　因它对胃有刺激，服用后常有恶心等不良反应，故常制成缓释片供服用，可减少刺激，但吸收不太好（如同时服用维生素 C，可促进其吸收利用，因维生素 C 可与之形成络合物而利于吸收）。每次 0.25g，1 日 2～3 次。普通片或肠溶片，每次 0.3～0.6g，一日 3 次，饭后服。不是缺铁性贫血及肝、肾功能不良和对铁过敏者禁用。酒精中毒、肝炎、急性感染、肠炎、胰腺炎及消化性溃疡患者慎用。

富马酸亚铁片（富血铁） 每次0.2～0.4g，1日3次。本品的特点是含铁量较硫酸亚铁高，稍溶于水，较稳定而吸收较好，几乎无味，刺激性较小而显效快，故较常用。

葡萄糖酸亚铁片 每片0.3～0.6g，1日3次。

上述各药均有多种剂型。还有**右旋糖酐铁片**、**乳酸亚铁口服液**、**硫酸亚铁（维铁片）**、**琥珀酸亚铁片**等，可供选用。

2. 中成药

葛根芩连片 参见内科病旅行性腹泻项下。

补中益气丸 为著名的补气养血药。含黄芪（蜜炙）、党参、甘草（蜜炙）、白术（炒）、当归、升麻、柴胡、陈皮。补中盖气，升阳举陷。主治脾胃虚弱，中气下陷，体倦乏力，食少腹胀，久泻，脱肛，子宫脱垂。口服，水丸每次6g，大蜜丸每次1丸，1日2～3次。肾虚者不宜服用，病后津气两伤者，不宜单用本药。

八珍丸 著名补气养血药。含党参、白术（炒）、茯苓、甘草、当归、白芍、川芎、熟地黄。主治气血两虚，面色萎黄，食欲缺乏，四肢无力，月经过多。适用气弱血亏引起的贫血、低血糖性晕厥、视神经萎缩、失眠症、习惯性流产、产后体倦发热、月经不调、崩漏及疮疡久溃不能收口愈合等症。口服，大蜜丸每次1丸，水蜜丸每次6g，1日2次。忌过劳、寒凉、慎房事。体实有热者忌服。

人参养荣丸 补气养血药。含人参、当归、黄芪、白术、龙眼肉、木香、远志、酸枣仁（炒）、甘草、茯苓等。温补气血，扶阳益阴。主治气血两亏，心悸，月经不调，面黄肌瘦。口服，1次1丸，1日2次。

人参归脾丸 补气养血药。含人参、白术、茯苓、甘草、黄芪、当归、木香、远志、龙眼肉、酸枣仁。补益心脾。主治食欲缺乏，倦怠嗜卧，心悸气短，失眠健忘，月经不调。常用于神经衰弱、心脏病、贫血、功能性子宫出血、血小板减少性紫癜等。口服，每次1丸，1日2次。

十全大补丸 著名补气养血药。含党参、白术（炒）、茯苓、甘草（蜜炙）、当归、川芎、白芍（酒炒）、熟地黄、黄芪（蜜炙）、肉桂。温补气血。

主治气血两虚，面色苍白，气短心悸，头晕自汗，体虚乏力，四肢不温，月经量多。口服，大蜜丸每次1丸，水蜜丸每次6g，1日2~3次。内有食热者不宜服用。

阿胶补血膏 常用滋补气血药。含阿胶、熟地黄、党参、黄芪、枸杞子、白术。滋阴补血，补中益气，健脾润肺。主治久病虚弱，血亏目昏，虚劳咳嗽。适用于肺结核、低血压、贫血、月经过多、淋漓不尽及干血痨等症。口服，每次20g。消化不良，内有瘀滞，伤风感冒者忌用。

参苓白术散 著名健脾益气药。含人参、茯苓、白术（炒）、山药、白扁豆（炒）、莲子、薏苡仁（炒）、砂仁、桔梗、甘草。补脾胃，益肺气。主治脾胃虚弱，食少便溏，气短咳嗽，肢倦乏力。适用于脾胃气虚挟湿所致的面色萎黄、形体瘦弱、或吐或泻等症，也用于慢性胃肠炎、贫血、肺结核、慢性肾炎及其他慢性消耗性疾病。口服，每次散剂6g，水丸9g，1日2~3次，空腹时大枣煎汤送服，小儿酌减。忌食生冷物品。

人参健脾丸 补气养血药。含人参、白术（麸炒）、甘草、莲子、扁豆、砂仁、木香、陈皮、青皮、神曲、麦芽、山楂、芡实、薏米（炒）、当归、枳壳、山药、茯苓。健脾渗湿，理气消食。主治脾虚气滞挟湿，面色萎黄，神疲气短，食少乏力，脘腹胀满，肠鸣腹泻，完谷不化。口服，1次1丸，1日2次。忌食生冷油腻食物，孕妇慎用。

还有阿归养血颗粒可供选用。

（三）医生告诉您怎样保养调理

1. 注意改善食物中铁的补充，婴儿提倡母乳喂养，幼儿要及时添加含铁的辅食。对生理需要较多者，如孕妇、哺乳期妇女，要及时调理饮食结构，以补充铁质。哪些食物中含铁较多呢？每克食物含铁量在0.2mg以上的有：芥末面、榆钱、牛肉干、干腌香椿头、猪肝、荸荠粉、芽菜、车前子、干口蘑、银耳、紫菜、干黄花、淡菜、芝麻酱、虾卵、发菜、咖喱粉、干海带、乌鱼、黑木耳。尤其是后五种含量最高。

2. 积极消除病因，如妇女月经过多、痔疮等，要及时治疗。

3. 慢性萎缩性胃炎、胃大部切除术后及胃酸缺乏患者，平时应多服维生素C（每日1～1.5g），以促进食物中铁的吸收利用。

（四）您是不是应当去医院

如果是因为月经过多、钩虫病、胃肠出血或结肠病变所致的贫血，应当到医院去进一步检查诊治，以免延误。

十六、中　暑

（一）病情的分析判断

天气炎热时容易发生中暑，民间称发痧，是由于较长时间在烈日下暴晒或在高温车间工作所引起，年老体弱及幼儿更易发生。

中暑是一种综合病症，由于大量出汗，造成钠离子、钾离子、铝离子的大量丢失，使心血管、神经、消化、血液等系统均出现紊乱和水、电解质的不平衡，于是出现很多症状。常见的有头昏、头晕、口渴、大量出汗、全身乏力、颜面潮红、心慌、脉搏加快、体温升高、虚脱等症状。

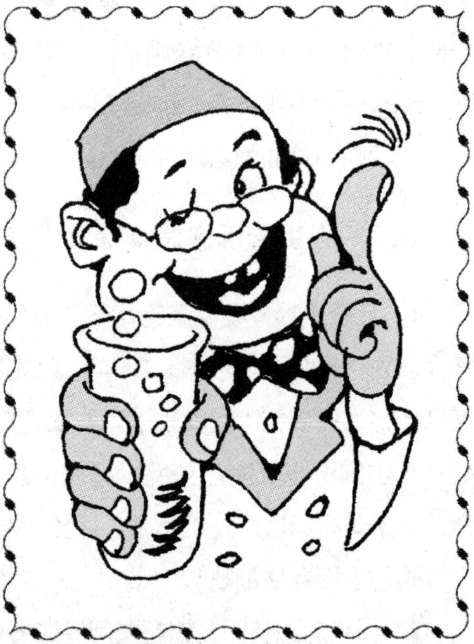

如果发展下去，还会昏倒、不省人事；有的会出现大汗不止、面色苍白、四肢抽搐、全身疼痛等，所以初发时，就必须及时救治，保证安全。

（二）如何合理地选用药物

1．西药

口服补液盐　氯化钠3.5g、氯化钾1.5g、碳酸氢钠2.5g或枸橼酸钠2.9g、无水葡萄糖20g，每次用1袋溶于1000ml水中口服，防治脱水、虚脱。

钙片　如碳酸钙、乳酸钙及葡萄糖酸钙等伴随着牛奶冲服。

2．中成药

藿香正气水　参见内科病热伤风项下。

十滴水　常备解暑药。含樟脑、大黄、桂皮、小茴香、桉叶油、辣椒、干姜、乙醇。祛暑辟秽。主治因中暑引起的头晕、恶心、腹痛、胃肠不适等症。口服，每次2.5～5ml。孕妇忌用。

仁丹　常用祛暑开窍药。含石膏粉、滑石粉、甘草粉、儿茶粉、丁香粉、小茴香粉、木香粉、砂仁粉、桂皮粉、胡椒粉、干姜粉、陈皮粉、糯米粉（蒸熟）、薄荷水、冰片，人造麝香、糖精、苯甲酸钠。祛暑辟秽，和中止呕。主治夏令暑热、饮食不洁引起的头晕头痛、恶心呕吐、脘腹胀痛、神疲乏力。口服，每次20粒，含化或凉开水送下。

六合定中丸　含广藿香、香苏叶、香薷、厚朴（姜制）、木瓜、枳壳（炒）、檀香、稻芽（炒）、六曲（炒）、甘草、白扁豆（炒）、茯苓、陈皮、木香、麦芽（炒）、山楂（炒）、桔梗。祛暑除湿，和中消食。主治夏伤暑湿，宿食停滞，寒热头痛，胸闷恶心，吐泻腹痛。口服，每次大蜜丸1丸（重9g），1日2～3次。儿童酌减，孕妇忌服。为夏令常用药。

清凉油　为祛风止痒止痛的外用药。含薄荷脑、薄荷油、樟脑油、樟脑、桉油、丁香油、桂皮油、氨水。清凉散热，醒脑提神，止痒止痛。主治感冒头痛、中暑、晕车、蚊虫叮咬等。外用，需要时涂太阳穴或患处。

清凉含片　每次1片，含于舌下。

此外还有冲服凉茶、暑症片、清暑益气丸、暑湿正气丸、冰霜梅苏丸等可供选用。

（三）医生告诉您怎样保养调理

1. 将病人移至阴凉通风处，静卧休息，解开衣扣和裤带，用手巾浸凉水冷敷头额部，为病人扇凉风并按摩四肢。不要多人挤在病人周围，可能时，给以凉茶或含盐的清凉饮料，或喝凉茶并吃一些咸菜。

2. 改善环境，降温通风。民间急救时采用刮痧法（用硬币蘸凉水刮），刮处为两侧背部、颈部或眉心等处，直至局部发红或稍紫。

3. 重手法推拿合谷、内关、人中等穴位，针刺十宣穴至出血；针刺人中、曲池、涌泉等穴位。

4. 改变“产妇坐月子不能见风”的不正确看法，暑热时必须开窗换气。

5. 年老体弱，患有高血压、冠心病、心脑血管病及其他有明显全身性疾病者，避免在高温下工作或生活。高温作业者略感头昏，即时去阴凉处避暑、喝凉茶，并食用含盐食物。

（四）您是不是应当去医院

中暑可分为三级，即先兆中暑、轻度中暑和重度中暑。除先兆中暑（症状是头晕、头昏、头痛、口渴、多汗、全身乏力、心慌、心跳加快、注意力不集中、体温正常或稍高）可经上述措施和用药后能在家中自行缓解外，轻度、重度中暑，均应速送医院诊治。

如大量出汗，颜面潮红，脉搏每分钟超过 90 次，体温升高至 38.5℃以上，或出现更严重情况，如嗜睡、昏迷、谵妄、皮肤干燥、灼热、无汗、血压偏低、四肢和全身肌肉抽搐等，均应速送医院急诊。

十七、轻度失眠

（一）病情的分析判断

失眠是神经衰弱的表现，由于大脑皮质兴奋紧张过度，形成了兴奋抑制之

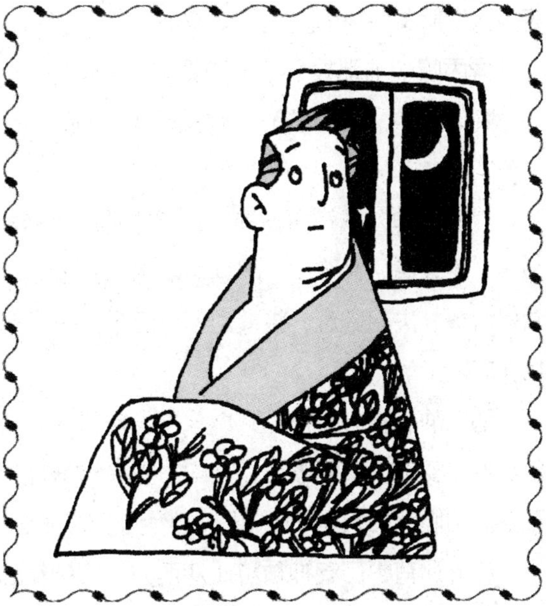

间的平衡失调，于是就产生了失眠症状。

轻度失眠，并不是每天都不能入睡，只有精神神经紧张、过度用脑、焦虑不安时才无法正常入睡。有时紧张虽然已经过去，也不存在任何忧心忡忡的疑虑，有的人还是不能顺利入睡。轻度失眠者，睡前往往最易胡思乱想，想入非非，不着边际，甚至异想天开。有时通过计数、数呼吸、心跳次数等办法也无济于事。有的人甚至急得捶胸顿足，当然也毫无用处，只好借助于安眠药。但安眠药不仅有依赖性，而且对心、肝、肾还有不良反应。所以，轻度失眠，最好采用自我调节、改变生活节奏，使其正常规律化，注意休息，摒弃急、怒、怨、悔，使精神缓和下来，消除紧张焦虑，避免过劳，即时使心态舒缓畅平，自然可以不药自愈。

（二）如何合理地选用药物

1. 西药　应以镇静诱导为主，竭力避免使用地西泮、三唑仑等精神药物。

氯美扎酮（芬那露）　本品为中枢神经镇静剂和骨骼肌松弛剂。其抗焦虑作用弱于地西泮和甲丙氨酯，对由于焦虑和紧张所致的神经衰弱有镇静作用。镇静安眠，口服，成人，每次0.2～0.4g，睡前服。抗焦虑和消除紧张，成人，每次0.2g，1日3次。抗晕车、晕船，上车船前服0.2g。孕妇慎用。

谷维素　为米糠油中的提出物，具有调节自主神经功能、减少内分泌障碍、改善神经精神功能失调等作用。常用于自主神经功能失调（包括胃肠、心血管、神经官能症）、周期性精神病、脑震荡后遗症、更年期综合征、月经前期紧张症等。每次服10～30mg，1日3次。

异丙嗪（非那根）　睡前服25～50mg。

氯苯那敏（扑尔敏）　睡前服4～8mg。

2. 中成药

养血安神丸或养血安神片，均为养心安神药。丸中含首乌藤、鸡血藤、熟地黄、生地黄、合欢皮、旱莲草。滋阴养血，宁心安神。主治阴虚血亏所致的头晕心悸，失眠健忘，腰酸乏力。口服，每次6g，1日3次。片剂为每次5片，1日3次。

脑乐静　养心安神药，糖浆剂。含甘草流浸膏、大枣、小麦、蔗糖和防腐剂。养心安神，镇静缓急，和中。主治精神忧郁，易惊失眠，烦躁及小儿夜寐不安。口服，每次30ml，1日3次。小儿酌减。

此外还有枣仁安神颗粒（冲剂）、安神补心丸、枕中丹等可供选用。

上述各中西药，均用于诱导入睡，连续服用不得超过1周。

（三）医生告诉您怎样保养调理

劳逸结合，适当休息，避免大脑过于劳累。即使工作，也要像蜜蜂那样，不停地在歌唱中愉快地劳动。每天下午4点以后，不喝兴奋性饮料（如茶水、咖啡等），不看刺激性的电视和书报。睡前定时刷牙、温水洗脚、适当地运动（如散步等），形成一个能诱导入睡的规律性的条件反射，然后每天按时入睡，养成良好习惯后，自然可以摆脱安眠药的束缚。

每天服用一些钙片，多喝一些牛奶或酸奶。

（四）您是不是应当去医院

如果上述各种办法经实施坚持后仍无效，且长期深夜不眠时，应去医院诊治。

第三章　外科、皮肤科病

提　要

- 小外伤
- 疣
- 荨麻疹
- 丘疹性荨麻疹
- 单纯疱疹
- 脓疱疮
- 接触性皮炎
- 神经性皮炎
- 脂溢性皮炎
- 尿布皮炎
- 手脚皲裂
- 冻疮
- 手脚癣
- 疥疮
- 皮肤念珠菌病
- 花斑癣
- 痔疮
- 老年瘙痒症
- 轻度烫伤
- 蜈蚣、蝎子、蜜蜂、黄蜂叮咬伤
- 日光性皮炎

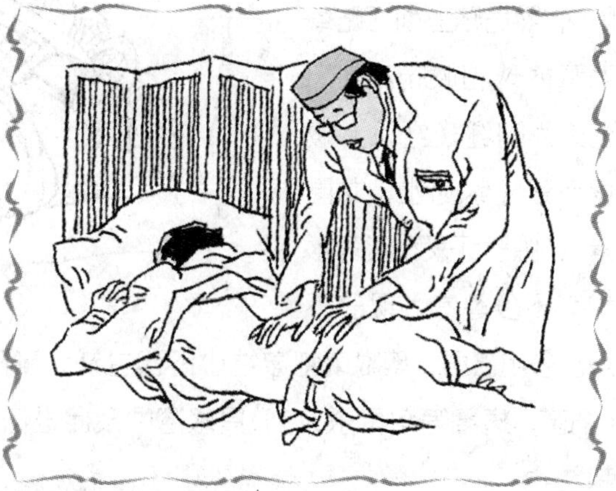

一、小 外 伤

（一）病情的分析判断

小外伤是指小的皮肤外伤，如擦伤、割伤等。擦伤如小儿不慎跌倒，擦伤了膝盖前部、肘、小腿、手臂等处的表皮，一般都是浅表性的皮肤损伤，伤口会少量出血，有烧灼痛。割伤是指被刀、剪等锐器不慎割破了表皮。

（二）如何合理地选用药物

1. 用清水冲洗创面，如创口较清洁，可直接用75%乙醇或碘附（碘伏）擦洗消毒。

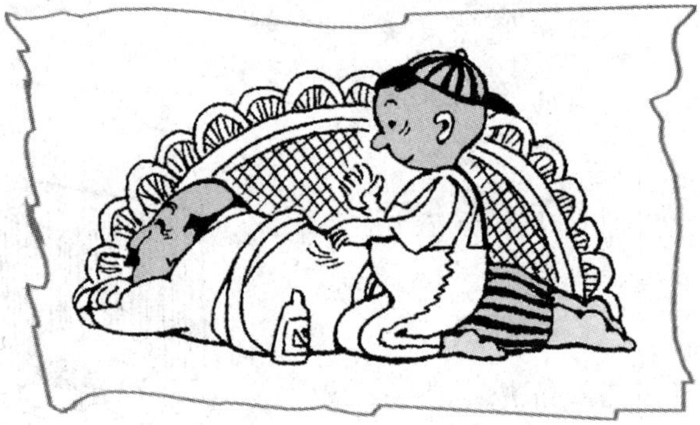

2. 创面上涂上2%碘甘油或聚维酮碘（碘附），然后贴上创可贴或消毒棉球和胶布。创口上涂汞溴红（红汞）液或甲紫（紫药水、龙胆紫），由于红汞和紫药水均有不少弊端，现已不用。多用碘酊、碘附或刺激性小的碘甘油，碘附和碘甘油均杀菌力强而广泛（细菌、病毒等均可杀灭），具水溶性及促进伤口愈合、止痛、收敛等许多优越性。

聚维酮碘 又名碘附、强力碘等，是元素碘和载体（聚维酮）相结合的一种疏松复合体。载体不仅增强了碘的水溶性，还是一个持续释放的储存库，其中80% ~90%的结合碘，均可逐渐释放为游离碘而发挥杀灭微生物的作用。其中10%溶液含有效碘1%，然而其作用浓度小于百万分之一。由于浓度低，杀菌作用稍低于碘酊，但它由于不含乙醇，故对组织的毒性和刺激性均较小。外科手术皮肤消毒均用其0.5%的溶液。

［**注意事项**］①对碘过敏者禁用；②伤面过大者（如大面积烫伤）不宜用，以免过多吸收而中毒。

（三）您是不是应当去医院

如伤口较大，较深，需先用纱布、绷带压迫包扎后止血，然后速送去医院缝合。

二、疣

（一）病情的分析判断

疣俗称瘊子，有多种，如扁平疣、传染性软疣及寻常疣等，都是由病毒所引起。

1. 扁平疣多发于儿童和青年的面部和手背，为圆形、多角形或不规则的扁平状且较硬的实质性丘疹，高于皮肤，颜色为浅棕，有的发亮，有人常用手去抠掉，结果在抠去的周边又新发一串新疣，这是扁平疣的特点，因此，不得用手去抠挖，以免不断扩大。

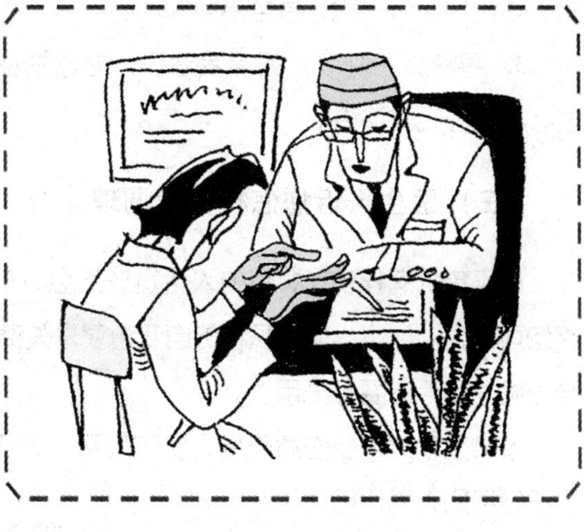

2. 传染性软疣俗称“水瘊子”，有接触传染性，大小如小米粒或绿豆，为圆形且高于皮肤的丘疹，表面有光泽，

中心有一个小坑下陷，有的还有小白点，用镊子挤压，可以挤出一个白色奶酪状物。多分散在胸、背、腰、腹等处，也可出现在颜面、颈和四肢，极少有瘙痒感。

3. 寻常疣常称为“刺瘊”，多发于手足背或趾背。发生于足跖部的叫跖疣，色为灰白，大小如黄豆或蚕豆，呈半球状鼓出，表面呈花蕊或菜花样突起，质硬。病人多有小外伤史，如不及时治疗，肿块将迅速扩大，这种疣应当速去医院诊治后再回家用药。

（二）如何合理地选用药物

1. 扁平疣用阿昔洛韦或酞丁安软膏外搽，1 日 2～3 次。

阿昔洛韦　又名无环鸟苷，是一种抗病毒药，有干扰单纯疱疹病毒 DNA 聚合酶的作用，抑制 DNA（脱氧核糖核酸）的复制。乳膏浓度为 5%。

酞丁安　又名增光素，是一种抗病毒和沙眼衣原体的药物，临床用于扁平疣、尖锐湿疣及病毒性角膜炎等的治疗。眼膏和软膏的含量是 0.1%，滴眼液是混悬液，含量也是 0.1%。

2. 传染性软疣先用碘酊或聚维酮碘（碘附）涂搽，再用 75% 酒精拭去碘酊（碘附因含碘量较低，不必用酒精脱碘），用消毒镊子夹住瘊子的底部，用力夹，并上提，将整个疣体挤出然后再涂上碘酊或碘附。如疣未除尽，再发新疹，可再用此法挤除，直至治愈为止。

3. 寻常疣（刺瘊）如自我治疗，易发生感染，并且有因治疗不彻底而复发，故应去医院诊治。

（三）医生告诉您怎样保养调理

扁平疣的病程较长，有的人可迅速治愈，有的人则可持续数年之久，但最终均可消退。所以，彻底积极的自我治疗是关键。本病有传染性，故必须隔离，至少脸盆和毛巾要分开用。

传染性软疣也要注意隔离，以防传染，除注意个人卫生，勤洗淋浴外，至少不得与别人同用脸盆和毛巾。

三、荨　麻　疹

（一）病情的分析判断

荨麻疹，我们也俗称之为风疹块，是一种皮肤或黏膜出现的一种团块，多呈浅红色，有剧烈的瘙痒，迅速大面积出现，也会迅速消退，是一种局限性的水肿性皮疹。发病的原因很多，有时被冷风吹了一下，就会发病；有时因为食用了虾、蟹、鱼、蛋等食物而发生；也会因为用了某些药物而发生的变态反应，如青霉素、磺胺类、阿司匹林等；或因吸入了花粉、动物皮毛，尘螨、挥发性化学药物等引起。它可发生于任何年龄，突然在皮肤等处出现浅红色或黄白色的风团块，大小不等。有时还伴有小疱，疏散排列；有时也互相融合，呈现地图形，剧痒、烧灼或有刺痛，数小时后消退，一般不会超过24小时，是一种过敏性疾病，消退后不会留下瘢痕。

（二）如何合理地选用药物

1. 西药

氯苯那敏（扑尔敏）　为抗过敏药，作用强，还有镇静作用。成人口服，每次4mg；6～12岁，每次2～4mg。均为1日3次。服后有困倦感。

异丙嗪（非那根）　为吩噻嗪类抗过敏药，还可用于镇吐、抗晕车船及镇静、催眠等。成人口服，睡前25～50mg，或每次25mg，1日2次。儿童口服，1～5岁，5～12.5mg；5～10岁，12.5～25mg，分1～2次服。孕妇、哺乳期妇女、老年人及心、肝病患者慎用，婴儿不用。

苯海拉明　为抗过敏药，也有镇静，镇吐等作用。口服，1日3次，每次25mg。孕妇、哺乳期妇女、老年人及心、肝病患者慎用。

2. 中成药

防风通圣丸　著名解表通里药，含防风、荆芥穗、薄荷、麻黄、大黄、芒硝、栀子、滑石、桔梗、石膏、当归、川芎、白芍、黄芩、连翘、甘草、白术（炒）。解表通里，清热解毒。主治外寒内热，表里俱实，恶寒壮热，头痛咽干，小便赤黄，大便秘结，疮疡初起，风疹湿疮。口服，成人每次6g，1日1～2次。孕妇慎服。

当归苦参丸　含当归、苦参。凉血，祛湿。口服，成人每次1丸（或58粒），1日2次。

肤痒冲剂　每次1袋，1日2次。

（三）医生告诉您怎样保养调理

身体上出现了荨麻疹会剧痒难当，此时可去医院购取一些含酚的炉甘石洗剂涂搽止痒，1日数次，切忌过度抓挠，以免抓破后造成感染。还应避免冷热、阳光、剧烈摩擦等刺激，以免促使病情加剧。

（四）您是不是应当去医院

1．荨麻疹是一种变态反应，属Ⅰ型变态反应，故有可能涉及内脏。如胃肠有变化，会出现恶心、呕吐、腹痛和腹泻；如喉部及支气管有反应，可致喉头水肿，会出现憋气、气紧、咽喉堵塞、胸闷、呼吸困难，甚至窒息。如有上述较明显的症状，应立即去医院诊治。

2．如出现头晕、胸闷、气短、四肢发冷、面色苍白、皮肤潮湿、出冷汗、血压下降等，是过敏性休克的表现，有生命危险，应速乘车躺卧去医院急诊。

四、丘疹性荨麻疹

（一）病情的分析判断

丘疹性荨麻疹又名单纯性痒疹，是儿童及青少年常见的过敏性皮肤病。病

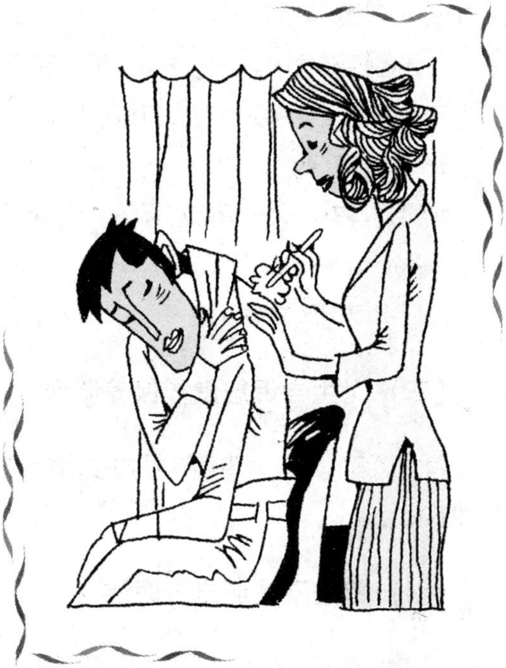

因是由于蚤、螨、蚊等昆虫叮咬所致，也可能是对鱼、虾、蛋等食物过敏所引起的，有时候吹一股冷风，也可发生。

本病多见于夏秋季，多发于人体的裸露部位，也好发于腰围及臀部。发病很突然，皮肤很快出现枣核状或卵圆形的红色风团，并有针头状或绿豆大小的小丘疹或小水疱（有时是大疱），风团会很快消退，而丘疹和小水疱则有可能存留一周左右，风团、小水疱、小丘疹及大水疱也有可能同时出现。抓破后会出血、流水，甚至化脓而引起发热和淋巴结肿大。有的儿童会在同一季节内反复发病。

（二）如何合理地选用药物

1. 西药

苯海拉明　口服，成人，每次25mg，1日2～3次。婴儿按每千克体重1mg计算1日量，将此量分3次服。儿童，1～5岁，每次6.25～12.5mg，1日3次；6～12岁，每次25mg，1日2～3次。

异丙嗪（非那根）　口服，成人，每次12.5mg，1日4次，饭后及睡前服，必要时睡前服25mg。儿童1～5岁，每日15～20mg，分2次服；6～12岁，每日20～25mg，分2次服。

氯苯那敏（扑尔敏）　口服，成人，每次4mg，1日3次。儿童，1岁以下，每次1mg，1日2次；1～5岁，每次1～2mg，1日3次；6～12岁，每次2

~4mg，1 日 3~4 次。

上述各药服后均有困倦感，孕妇及哺乳期妇女禁用，老年人慎用，驾驶飞机、车、船及从事高空作业、机械作业者，工作期间禁用。

2. 中成药

防风通圣丸　参见荨麻疹项下，5 岁以下，每次 1.5g，1 日 2 次。6~12 岁每次 3~6g，1 日 2 次。

较痒者可用风油精外搽。

（三）医生告诉您怎样保养调理

有大疱者，可在消毒后，将疱液用针抽出，但不要将疱皮揭去，以免引起继发感染。

（四）您是不是应当去医院

1. 皮疹较多，自我治疗未见好转或发生了继发感染。

2. 大疱较多，自己无法处理。

有上述情况，应去医院诊治。

五、单纯疱疹

（一）病情的分析判断

单纯疱疹俗称为热疹子，常常与风寒感冒、肺炎等发热疾病同时发作，也可以在妇女月经期或在人体过劳等抵抗力低下时发生，好发部位是口周、面颊或阴部，皮疹为孤立的成群小疱，周围潮红，有灼热感及轻度疼痛。皮肤损伤可以达到 2~3 个群落，但不会像带状疱疹那样连起来呈带状分布，也没有那种难以忍受的剧烈疼痛。

（二）如何合理地选用药物

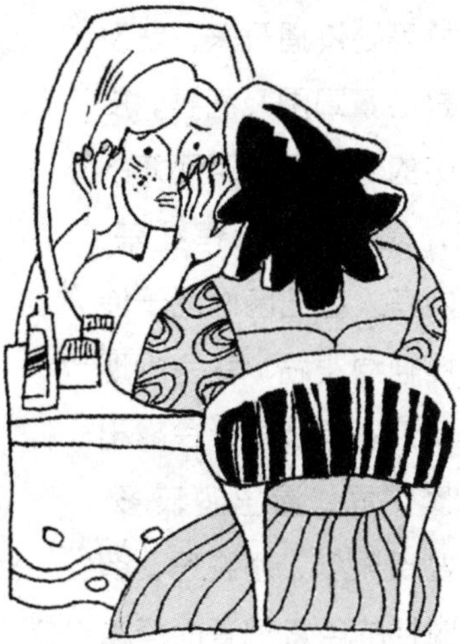

1. 碘甘油或聚维酮碘（碘附）外搽，1日多次。

2. 用阿昔洛韦（无环鸟苷）霜（乳膏），局部涂搽，1日数次。或用阿昔洛韦眼药水滴在薄片棉花上蘸湿后局部外敷，1日2次。

3. 用0.1%酞丁安乳膏涂搽，1日数次。

4. 必要时，除外搽外，还取阿昔洛韦口服，每次0.2g，1日5次。

（三）医生告诉您怎样保养调理

竭力使创面保持干燥，忌用凡士林和由它制成的油性软膏厚涂。

（四）您是不是应当去医院

1. 皮疹在逐渐扩大，高热也不退。
2. 腰部皮疹有剧痛，则应疑为带状疱疹。
如出现上述症状，应速去医院诊治。

六、脓 疱 疮

（一）病情的分析判断

脓疱疮俗称黄水疮或脓痂疹，是卫生习惯不好的儿童好发的传染性皮肤病，

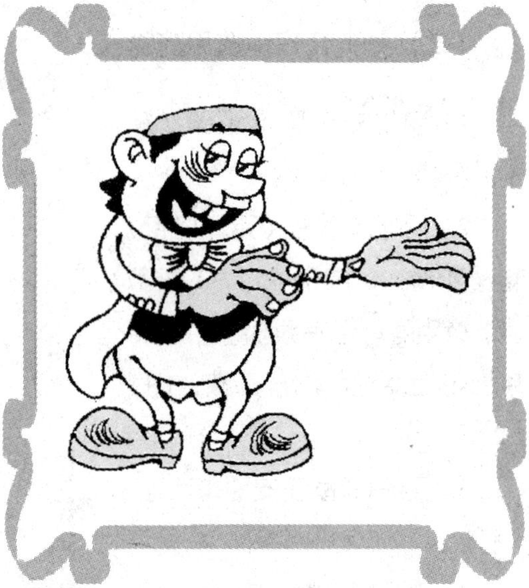

容易在集体单位，如托儿所、小学校等处传播开来，好发部位是口鼻周围及面颊。皮肤损伤的特点是透明而薄的大疱，易破，周围有红晕，疱液内有大量细菌而易于传染，接触疱液后，就会出现新的水疱。疱破后，会露出红色糜烂面，渗出液较多，结成蜜黄浆痂，痂脱后，留下暂时性的色素沉着而痊愈（无瘢痕）。病程约为数十天。

本病是由金葡菌或链球菌所引起，多发于夏季炎热时，严重者会有发热、白细胞增多、全身不适、局部灼痛、淋巴结增大等症状。湿热季节还易于传播或复发。

本病与天疱疮不同。天疱疮不是细菌所引起，是一种自身免疫疾病（人体的免疫细胞误伤自身组织），病程长达数年甚至数十年，患者多是成年人而不是儿童，且与季节无关。天疱疮的疮液清亮，疮型一般比较大，疮液中不含细菌，用手推之水疱可扩大，使两个水疱变成一个。

（二）如何合理地选用药物

1. 外涂2%碘甘油或聚维酮碘（碘附）液，1日数次。

2. 用1∶3000高锰酸钾液洗患处，1日2次。

3. 用1∶1000苯扎溴铵（新洁尔灭）液湿敷（用纱布蘸湿后放患处20分钟），或洗患处。

4. 用依沙吖啶（利凡诺）0.1%～0.2%溶液湿敷或洗涤患处。

上述用药，可任选其一，也可分开交替地应用。还可就地取材，选用下法：

用鲜马齿苋、蒲公英、紫花地丁、黄连（前两种农村较易采集，任选其一即可）50g，煎成药液，将棉花或纱布浸湿后，湿敷患处，每次 20 分钟，1 日数次，连续敷 2～3 天，此法既省钱又极有效。

（三）医生告诉您怎样保养调理

1. 要注意清洁卫生，勤换衣服，勤洗澡，注意隔离，以免传染。至少毛巾、脸盆要分开单用。

2. 本病口服消炎药对病情帮助不大，应以外搽药液为主。本病的渗出液较多，富有传染性，应以制止渗出为主，故不得使用凡士林制成油性软膏，因软膏既不能抑制渗出，也不能控制传染。

（四）您是不是应当去医院

本病一般不发热，也无并发症，但个别严重病人可能并发肾炎，如出现发热或眼肿、腿肿应立即去医院检查诊治。

七、接触性皮炎

（一）病情的分析判断

人接触了某些外界物质后，接触部位的皮肤和黏膜处出现了边界分明的红肿、丘疹、水疱等急性炎性反应，这就是接触性皮炎。

接触性皮炎有两种：一种接触性毒性皮炎，是由于外表物质的毒性刺激所致，不论是谁，都可以发病，接触的时间越长病情越重，致病物质为强酸、强碱或动物毒素（如斑蝥等）。另一种叫接触性敏感性皮炎，与人体过敏有关，所接触的外来物质的毒性不大，刺激性也不强，少数人接触后，经过 4～20 天潜伏期，再次接触这种物质即可发病。这些物质，包括动物皮毛、植物中的荨麻、花粉，还有染料、农药、外用药、橡胶、塑料、肥皂和化妆品等化学物质。

个别人对金属首饰中含镍、铬的制品很敏感，也会发生接触性皮炎。

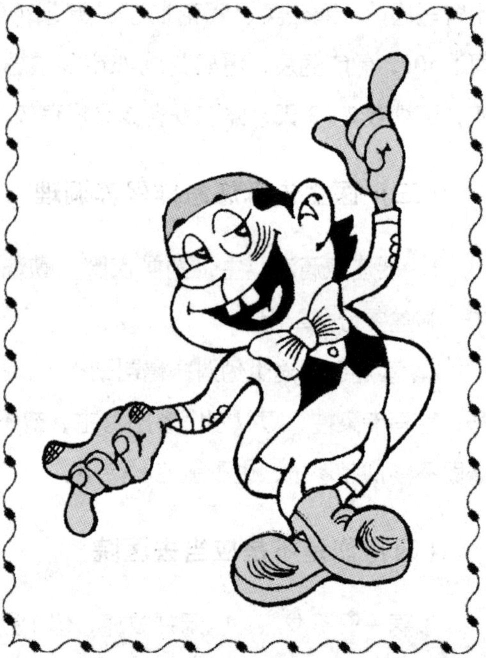

（二）如何合理地选用药物

1. 首先要把致敏物质从皮肤上彻底清除掉。如系碱性物质，可用食醋液或3%硼酸溶液或0.5%稀盐酸溶液冲洗（任选其一）；如系酸性物质，可用1%～2%碳酸氢钠液冲洗。如无上述溶液，也应赶快用冷开水或生理盐水冲洗。

2. 如为单纯性红斑（是过敏，不是毒性物质所致），可外用曲安西龙或曲安奈德软膏或乳膏涂搽，一日数次，曲安奈德又名去炎舒松、曲安缩松、去炎松A，比曲安西龙作用略强，作用也比较持久，外用其软膏、乳膏，治疗过敏性接触性皮炎效果极好，浓度为0.025%、0.1%、0.5%等多种，可供选用。其他过敏性皮肤疾患也可选用。

3. 如为过敏性单纯红斑，也可选用氢化可的松软膏（1%），1日数次外搽。它除了用于过敏性接触性皮炎外，也可用于脂溢性皮炎及瘙痒症。

4. 如皮损处水肿明显，甚至还有水疱、糜烂、渗出，可用中药青木香、栀子各15g，煎汤200ml，用纱布、棉块浸润后湿敷，1日数次，疗效极佳。

（三）医生告诉您怎样保养调理

1. 因人体过敏而出现的接触性皮炎，其敏感将持续多年，因此，患者必须避免接触该致敏原（什么是过敏原，自己要注意弄清），以免引起复发。

2. 发病期间，如继续接触该致敏物质，可使病情加重，治疗也不见效。因此，即使是极微量的致敏原，也要设法竭力避免和去除干净。

（四）您是不是应当去医院

如病情严重，有的人肿得面如满月，眼睛也睁不开，手背肿得像包子一样；或皮损持续发展，并扩散至非接触部位，治疗效果不佳，应及时去医院皮肤科诊治。

八、神经性皮炎

（一）病情的分析判断

神经性皮炎是一种成人常见的瘙痒性皮肤病，多在搔抓后皮肤变厚，有点像牛皮癣，但界限清楚，无鳞屑。早期皮损为淡红色，以后局部有色素沉着，好发于颈周、肘后、臀部及小腿侧，剧烈瘙痒是其特点。

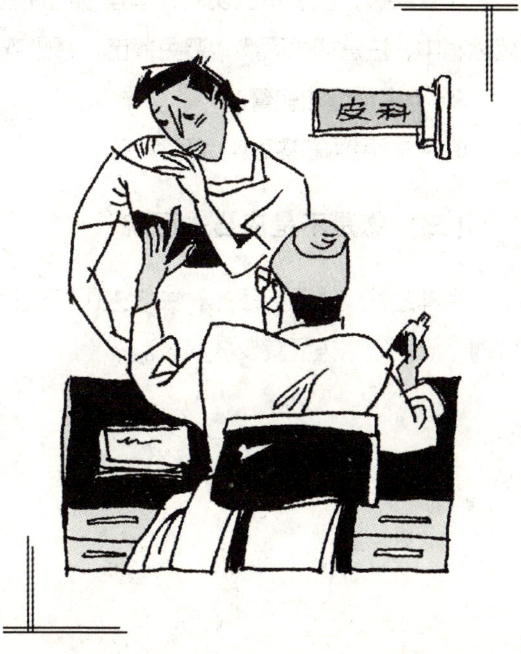

发病原因一般认为是与神经因素有关。情绪激动、工作过度紧张、忧愁焦虑、频繁抑郁不安等，均可诱发本病。

开始时局部发痒，抓搔后出现粟粒大小密集的扁平丘疹，呈淡红色，皮纹加深，逐渐融合成片，皮肤明显苔藓化，厚硬似皮革，剧痒，越痒越抓，越抓越厚，不易治愈，常呈对称分布。使人心烦不安，甚至可致失眠，原有失眠者可加重。

（二）如何合理地选用药物

1. 面积不大的可外贴肤疾宁胶布。

2. 外用曲安奈德软膏或乳膏，较厚者加用尿素霜（乳膏）。1日数次。

3. 1%氢化可的松软膏或乳膏外搽，1日数次。氢化可的松是一种糖皮质激素，具有较好的抗炎、抗过敏、抗毒素和抗休克等作用，其1%乳膏、软膏，用于治疗神经性皮炎和脂溢性皮炎有较好疗效。

4. 氢化可的松皮炎膜　气雾剂，含氢化可的松0.25g、成膜材料5g、丙酮44.75g，氟利昂加至100g。喷射于病变表面，会立即形成一层薄膜，可隔绝外界对病变处的各种刺激，使病变保持较长时间的稳定，再加上氢化可的松的抗炎作用，故对神经性皮炎疗效良好。一定要先清洗病变处，并使其干燥后，将气雾剂喷口置于病变1.5cm处（事先摇动使其均匀），压阀门喷头，药液即呈雾状喷出，干后患处即形成一层薄膜。用量应根据病变面积而定，可每日喷或隔日喷涂1次。一般在喷涂后，痒感立即减轻或消失，病变会逐渐改善，病程短者见效较快，痊愈率也较高，但痊愈后还会复发。本气雾剂应存放在阴凉处或冰箱中，注意切忌受热，避免撞击、暴晒或近火。

5. 外搽松馏油软膏。

6. 也可用风油精等中成药涂搽。

（三）您是不是应当去医院

当神经性皮炎久治不愈，决心去医院进行泼尼松龙加普鲁卡因封闭注射治疗时，您就应当去医院皮肤科了。

九、脂溢性皮炎

（一）病情的分析判断

脂溢性皮炎又称脂溢性脱发，脱发常继发于脂溢性皮炎之后，一般多从头顶开始。皮炎的初发症状是以毛囊口为中心的皮肤炎症，表现为小丘疹，并逐渐扩大，形成边界清楚的潮湿性的油脂性鳞屑斑块，严重者，满头头皮均可覆盖有污秽的痂皮。还有一种比较干燥，满头均有灰白色糠秕状鳞屑——头皮屑。前者称湿性脂溢性皮炎，后者则称为干性脂溢性皮炎。两者都很痒，均可使毛发脱落。引起皮炎的病原菌为真菌。

真菌性脂溢性皮炎，首先是皮脂分泌过多，真菌乘虚而入，使皮肤出现了慢性炎症；进而引起了毛囊炎症性的系列反应，使毛发的生长、发育、代谢紊乱，毛发也就随之而稀稀拉拉地脱落了。但它与秃顶那种无皮脂分泌的脱发症状迥然不同。

皮脂分泌过盛与神经系统或内分泌功能失调有关，便秘与喜食刺激性食物可能是诱发因素，多食脂肪与洗头过于频繁也是原因之一。过去的僧人，患脂溢性皮炎者甚少，与其素食和神经系统不过度紧张有关。频繁洗头者，破坏了皮脂腺口的阻碍物，使皮脂分泌过多，形成了富有脂肪酸的温床，适于真菌滋生。

（二）如何合理地选用药物

环吡酮胺（环利） 是一种广谱抗真菌药。特点是毒性低、渗透力强。不仅能渗透入皮肤各层，而且能深入到皮脂腺和毛囊。它不仅能抗皮肤癣病，还能抗酵母菌、放线菌、腐生真菌，也能抗革兰阳性菌、革兰阴性菌，对衣原体及毛滴虫也有作用。常用其1%的乳膏、软膏涂搽患处，1日2次，两周为一疗程。注意：本品不可接触眼睛。

维生素 B_6（吡多辛） 它通过在人体内转化为磷酸吡多醇、吡多醛、吡多胺而起作用，三者可互相转化而供给人体生化反应的需要。它们是脂肪代谢的辅酶，可促使脂肪代谢趋于正常，临床用于脂溢性皮炎的治疗。常用其2%的乳膏（霜）或软膏，1日2~3次，外用涂搽。

特比萘芬 用其1%的霜剂或溶液，外用于各种癣病，有广谱抗真菌作用，能杀灭各种皮肤真菌，对念珠菌则只有抑菌作用，每日涂抹1~2次。

咪康唑 为抗真菌药。它对深部真菌及表皮真菌均有良好的抗菌作用，其乳膏浓度为2%（如达克宁霜），1日2次，外用涂抹。

克霉唑 其作用与咪康唑相似，其霜剂浓度也是2%，因毒性较大，故主要供外用，1日2~3次，外涂。

联苯苄唑 为抗真菌药。其水溶液和乳膏剂的浓度均为1%，其水溶液比较稳定，作用良好，一日2~3次，外用涂抹。

水杨酸 为抗真菌药和角质溶解剂，5%的乳膏或软膏，用于浅部真菌感染，每日涂2次。本品与苯甲酸配成的复方苯甲酸软膏、乳膏，供外用涂搽，疗效良好。

复方十一烯酸软膏或复方十一烯酸乳膏 又称脚气灵膏，含十一烯酸20%、十一烯酸锌5%，十一烯酸及其锌盐均有抗真菌作用，常用于各种表皮真菌感染及脂溢性皮炎。注意：不可接触口、眼等黏膜。1日2~3次，外搽。

二硫化硒混悬液（2.5%）或洗剂（1%） 外搽，疗效良好，每日揉洗1~2次，轻者每周至少揉洗2次。先洗头后，将二硫化硒药液洒在头部，用手轻揉至出泡沫，保留2~3分钟，再用水冲洗干净。二硫化硒有抗皮脂溢出作用，能抑制核酸分裂，造成表皮细胞更替减少，也能起促成皮肤的角化作用。它还有杀灭真菌、寄生虫和抑制细菌的作用。

（三）医生告诉您怎样保养调理

1. 注意休息，治疗失眠，定时如厕，避免便秘，适当地进行体育活动，情绪经常保持愉快，力求避免急躁和焦虑忧愁。

2. 尽量减少动物脂肪的摄入，忌食辛辣等刺激性食物。

3. 服用维生素B_6片，每日3次，1次20mg。注射维生素B_{12}，每日100μg。

脱发严重者，可加服胱氨酸片。

（四）您是不是应当去医院

久治不愈或脱发严重者，应去医院检查诊治。

十、尿布皮炎

（一）病情的分析判断

尿布皮炎常发生于被尿浸渍，尿布更换不及时的婴儿。当婴儿哭闹不安时，您就应当及时打开尿布检查一下，如果覆盖尿布的臀部、大小腿等处的皮肤发红，有粟样小丘疹、脱皮，甚至有小水疱、小脓疱时，您小宝宝哭闹的原因就找到了，他（她）是患了尿布皮炎。

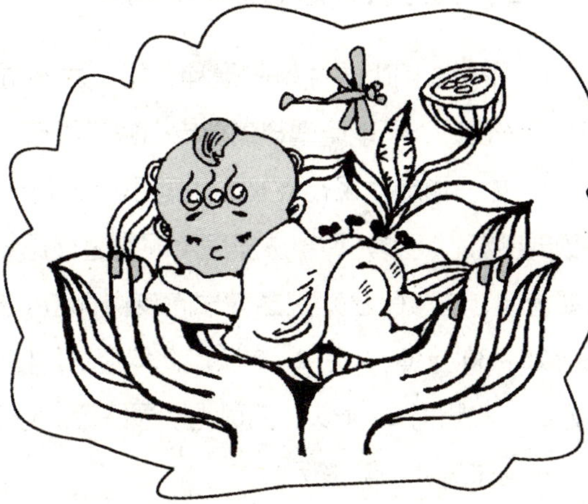

皮肤表面存在一种革兰阴性杆菌，能分解尿中的尿素生成氨。婴儿娇嫩的皮肤受到了氨的刺激就会发生皮炎。湿热的尿布是细菌繁殖的温床，又会产生更多的氨。被大小便、汗水、未洗净的肥皂残液污染的尿布及粗糙的尿布都会对皮肤形成刺激，发生皮炎。如未及时更换尿布，则更有利于皮炎的发展。

也有人认为尿布皮炎是小事，但是如果不重视，就会进一步发展而形成溃疡，细菌再乘虚而入。如遇顽固凶猛的细菌，就有发展为脓毒血症或败血症的可能，极其危险。所以，必须高度重视，及时预防和治疗。

（二）如何合理地选用药物

1. 勤换尿布，勤洗下身，保持局部干燥清洁，洗后扑上痱子粉。尿布皮炎是含氨的碱性尿液所引起，因此，不要用肥皂去洗涤婴儿的下身，可用浴液代替肥皂。

2. 病变区如无糜烂面，可涂抹20%鞣酸软膏。鞣酸能沉淀蛋白质，有收敛作用，可用于皮肤炎症及轻型溃疡、褥疮及尿布皮炎等。常将其外用涂搽，1日1~2次。

3. 有丘疹、水疱或糜烂面的病变处，可用新鲜的马齿苋或蒲公英煎液（50g煎500ml），浸透纱布后湿敷20分钟或洗涤患处。用1∶5000高锰酸钾液或0.1%依沙吖啶（利凡诺）液或1∶1000苯扎溴铵（新洁尔灭）液洗涤患处也可，可任选其一。如皮肤发红糜烂流水，可先用上述药液湿敷20分钟后，再涂以氧化锌糊或氧化锌油。

（三）医生告诉您怎样保养调理

1. 尿布要用吸湿性好的品种，如“尿不湿”含有吸湿性树脂材料，可缓解尿液的浸渍，不能用塑料或橡皮布包在尿布外面，以免尿液积蓄。

2. 如已形成了尿布皮炎，也可采用光照法，方法如下：手持25W灯泡的鹅颈式台灯，将婴儿臀部洗净后用尿布遮住男婴阴囊，患儿侧卧（如是寒冷季节要盖被，注意保温）只透露尿布皮炎部位。灯泡距臀部约33cm左右，每次照射20~30分钟，1日2~3次。此种疗法可使局部皮肤水分蒸发，干燥，效果极好，一般照射2~4次，即可见明显好转。治疗时，不断用手试试有湿热感即可，不可过热，以防烫伤。

（四）您是不是应当去医院

自我初步治疗后，未见明显的好转，或病变部位的红肿久不消退，或有明显的糜烂面，应去医院诊治。

十一、手脚皲裂

（一）病情的分析判断

手脚皲裂也叫龟裂，为冬季常见的皮肤疾患，在体力劳动者中发病率可高达50%～60%。特别是经常接触石灰、水泥、酒精、汽油及碱性物质者，发病率更高。发病部位以手指、手掌、脚跟处较多见。

正常皮肤有皮脂和汗液，它们保持着皮肤的柔软和滋润。手掌和脚跟等处无皮脂，只有汗液维持着皮肤的柔软和湿润，冬天出汗少，皮肤干燥，再加上这些部位与外界接触、摩擦，皮肤变得厚硬又缺乏弹性，当活动张力过大时，就会引起皲裂。如果裂缝过深过大时，就有可能裂入真皮而造成裂口见血或鲜血直流，非常疼痛。

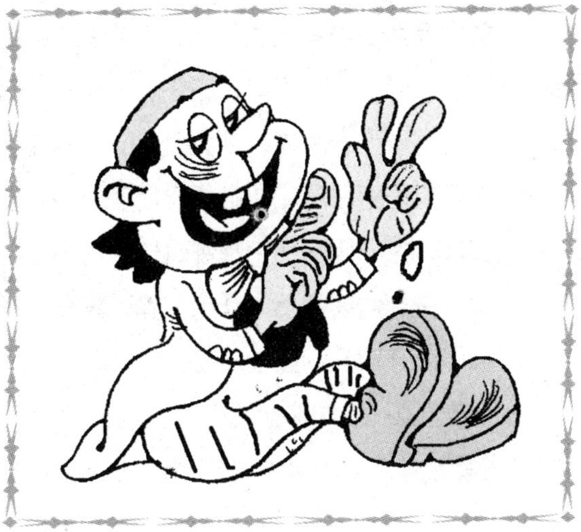

常见的皮肤皲裂，其原因可概括如下。

1. 各种炎症所导致的角质增生，如慢性湿疹、手脚癣等。

2. 由于经常受水分浸渍，使角质油脂丢失而干燥皲裂，干性皮肤更易发生。

3. 经常接触酒精、汽油及石灰等碱性物质，使皮脂大量丢失而发生皲裂。

4. 先天性皮肤干燥者，手脚无汗、少汗者，极易发生皮肤皲裂。

（二）如何合理地选用药物

1. 由慢性湿疹所引起的皲裂，可外贴肤疾宁胶布。

2. 因手脚癣所致者，可外涂环吡酮胺霜、克霉唑霜、咪康唑霜、联苯苄唑霜、特比萘芬霜（任选其一即可）。

3. 因皮肤过于干燥所致者，可首选硅霜（含 20% 硅油）。也可涂凡士林、羊毛脂、愈裂霜（可任选其一）。还可用曲安奈德霜和尿素软膏交替涂抹。中成药中的愈裂贴膏（胶布）也可选用。

4. 如皲裂较深、出血，特别是已有感染者，可用林可霉素软膏、红霉素软膏或四环素可的松膏，选一种外涂后，包扎伤口（林可霉素对耐药金葡菌及多种厌氧菌感染尤其有效）。中成药可口服小败毒膏，用如意金黄散外敷，或用三黄膏外涂。

如意金黄散　是著名的外用消肿解毒药。含姜黄、大黄、黄柏、苍术、厚朴、陈皮、甘草、生天南星、白芷、天花粉。主治疮疡肿痛，丹毒流注，跌扑损伤，也可用于无名肿毒、乳痈红肿、痄腮等症。外敷，不可内服，忌食辛辣食物。痈疽疮疡等已溃之伤口痈疽症者忌用。

三黄膏　为外用解毒化腐生肌药。含黄柏、黄芩、黄连、栀子。清热解毒，消肿止痛。主治痈疡肿毒，红热胀痛，火烫烧伤。外用，涂于患处，1～2 天换药一次。忌食辛辣及刺激性食物。

5. 先用温水泡 20～30 分钟，使角质软化，每日 1～2 次，泡后擦干，涂上 5% 水杨酸软膏或复方苯甲酸软膏，包好。3～5 天后，再按本方法从头进行一次。

6. 如特别疼痛，可加用涂以 5% 苯佐卡因软膏或 1% 达克罗宁软膏。

（三）医生告诉您怎样保养调理

1. 清洗手脚后，要记住及时擦干，并涂上硅霜或凡士林或羊毛脂。

2. 要避免接触一些能溶解脂肪的物质，如酒精、汽油、苯、碱性物质（如石灰等）。必须接触时，要注意防护（如戴上乳胶手套等）。

（四）您是不是应当去医院

皲裂如为原发病（如手脚癣、鱼鳞病、慢性湿疹等）所致，且经上述治疗又不痊愈者，应去医院皮肤科诊治。

十二、冻　　疮

（一）病情的分析判断

冻疮是冬季极常见的皮肤病，多发于皮肤的外露部位。初起时，皮肤上有一块块大小不等、稍高于皮面的红斑肿块、颜色暗红，以后变为青紫，此系一度冻疮；较重者，肿块上有小疱，疱一破，即有糜烂而且有渗出液，干后结痂，此为二度冻疮；如再发展，有溃疡，其底部为暗红色的肉芽组织，此为三度冻疮。有的还会有并发感染。

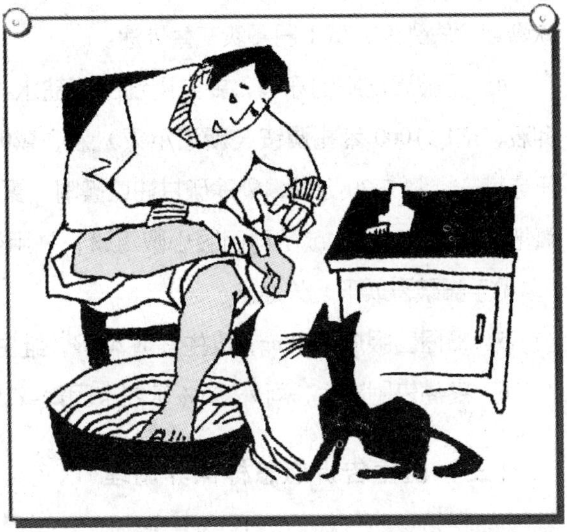

冻疮的症状是局部发痒、发胀和灼热，尤其是睡在暖和的被窝中更痒。有溃疡时，会感到疼痛。冻疮一到春暖花开时，就会自动痊愈，但一到冬天又易于复发。

手脚的皮肤，温度较低，如工作是长期坐、立又缺乏活动者，手脚多汗或长期在潮湿环境下工作者，鞋袜过紧、过小及营养状况欠佳、健康状况较差者，多易患此病。

（二）如何合理地选用药物

1. 早期只有红肿发痒时，每天用温水浸泡 1～2 次，用毛巾擦干后，再按摩 20～30 分钟。或用辣椒 100g、苦楝子 1000g，均各煎水各使成为 1000ml，每天用它交替浸泡 2～3 次。也可用白酒或75%乙醇、松节油、水杨酸甲酯（冬青油）任选其一涂搽局部并按摩 20 分钟。

2. 未破溃的冻疮，常用10%樟脑酒精或辣椒酒（辣椒 1 份，白酒 8 份，浸泡 1 周后摇匀），外涂患处。用樟脑膏（10%）或冻疮膏（含樟脑、薄荷）涂抹也可，有消炎、止痒、消肿作用。

3. 如冻疮发生了水疱，溃破处又有渗出液，可用 4～6 层纱布或小毛巾，在3%硼酸溶液中浸湿后，拧成半干，冷敷在患处，每次 30 分钟，1 日 2 次，待渗液干后，再涂红霉素膏或四环素可的松膏。不做湿敷，则用氧化锌糊和鞣酸软膏混合后外涂，或 1 日多次交替外涂。

4. 已破溃化脓的冻疮，要先用温的淡盐水（约 1%），或1：5000 高锰酸钾液，或1：1000 苯扎溴铵（新洁尔灭）液，或0.1%依沙吖啶（利凡诺）液，任选其一，泡洗 20 分钟，外涂碘甘油或碘附（聚维酮碘）液。或涂氧化锌糊或氧化锌油后包扎。中成药可口服小败毒膏，并用如意金黄散外敷，或用三黄膏（参见手脚皲裂项下）外涂。

5. 每日口服烟酸50mg，维生素 E 20mg，维生素 C 100mg，1 日 3 次。

6. 疼痛较剧烈者，可外涂5%苯佐卡因膏或1%达克罗宁软膏。

（三）医生告诉您怎样保养调理

1. 要注意预防冬季要多活动，常常参加一些体育锻炼。常用冷水洗手、洗脸、洗脚，洗完后用毛巾擦干，并用毛巾摩擦 3～5 分钟，以促进血液循环，逐渐提高皮肤的御寒能力。

2. 冬季要注意防冻保暖，注意戴手套，穿厚袜和棉鞋，鞋袜不得过紧过小，鞋袜必须保持干燥。

3. 如手脚已在寒冷处受冻麻木，切忌立即在炉火上烘烤或立即用热水浸泡，否则不仅易引起烧烫伤，同时也会因皮肤受热扩张太快，有可能使皮下部分小血管麻痹性扩张，微循环衰竭，通透性增加，更易发生严重坏死。此时，最好在室温下按摩一段时间，使受冻部位发红，血脉自动流通至恢复正常。

（四）您是不是应当去医院

久治不愈或有继发性感染化脓者，应去医院诊治。

十三、手 脚 癣

（一）病情的分析判断

脚癣俗名“香港脚”，又称脚气。症状为脚趾间起水疱、脱皮或皮肤发白湿软，也可能是糜烂或皮肤增厚、粗糙、开裂，可蔓延至脚底及脚背边缘，剧痒，必须抓破为止。故常伴有继发感染，以致局部化脓、红肿、疼痛，腹股沟淋巴结肿大，甚至形成小腿丹毒及蜂窝组织炎。由于用手抓痒处，常传染至手而发生手癣（鹅掌风），真菌在指（趾）甲上生长，则成甲癣（灰指甲）。真菌喜爱潮湿温暖的环境，夏季天热多汗，穿胶鞋、尼龙袜者更为真菌提供了发展的温床；冬季病情好转，则表现为皮肤裂。这是一种常见的接触传染病，会因共用脸盆、脚盆、脚巾、面巾、拖鞋及澡盆而不断传播。

手脚湿疹易与本病混淆，但湿疹系过敏性疾病，常对称发生。

（二）如何合理地选用药物

1. 外用环吡酮胺（环利）软膏涂抹，1 日 2 次。同时涂擦维生素 B_6 乳膏（霜）或交替使用。环吡酮胺是一种广谱抗真菌药，其特点是毒性低，渗透力强，不仅能透入皮肤各层，而且还能深入到皮脂腺和毛囊。它不仅能抗真菌，还能抗酵母菌、放线菌和革兰阳性菌、革兰阴性菌，对衣原体和毛滴虫也有作用。用药 14 天为一疗程。注意：本品不可接触眼睛和其他黏膜。

外用霜剂还有特比萘芬霜（1%）、咪康唑霜（2%）和联苯苄唑霜（1%），任选其一即可。

2．外搽10% 水杨酸膏（有抗真菌和溶解角质作用，可促使粗厚皮肤软化）或复方苯甲酸软膏（含水杨酸、苯甲酸等），还可用复方十一烯酸膏（含十一烯酸及十一烯酸锌），任选其一即可。

3．如有感染，可用中成药如意金黄散调水外敷，或涂以三黄膏加内服小败毒膏。或用红霉素膏、四环素可的松膏外涂于局部。

4．用侧柏叶 250g、醋 500g 煮沸冷却后浸泡患处，1 日 2 次，每次 10～20 分钟（甲癣也可用，泡后刮除厚甲）。

5．中成药还可用脚气散涂布。

（三）医生告诉您怎样保养调理

手脚癣并不难治，但不易根除，原因之一是没有坚持到彻底治愈的毅力，往往半途而废，只要不痒了就忘记了搽药，所以贵在坚持。直到皮肤不再变白，正常光滑了，还要坚持上药或泡脚 1～2 周，才算治愈。原因之二是有的人认为手脚癣是养生病，治好了会得其他病，其实医学上并不承认此种看法。还有人因为反复感染而丧失信心，故分开用毛巾、盆、拖鞋等，也很重要。

（四）您是不是应当去医院

1．甲癣或掌蹠部皮肤较厚者，久治不愈。

2．脚癣有继发感染，涂上药膏后也还有红肿疼痛。

3．双侧手足有多处病变。

有上述情况之一者，应立即去医院皮肤科诊治。

十四、疥　疮

（一）病情的分析判断

疥疮俗称“干疮子”，是疥虫寄生在人体皮肤上的一种传染病。正常人如果与病人同床共卧、握手或穿病人内衣、盖病人被子或共用用具，都会因接触而传染，尤其是一家人更易相互传染，集体生活的学生和青年工人也易于传播。

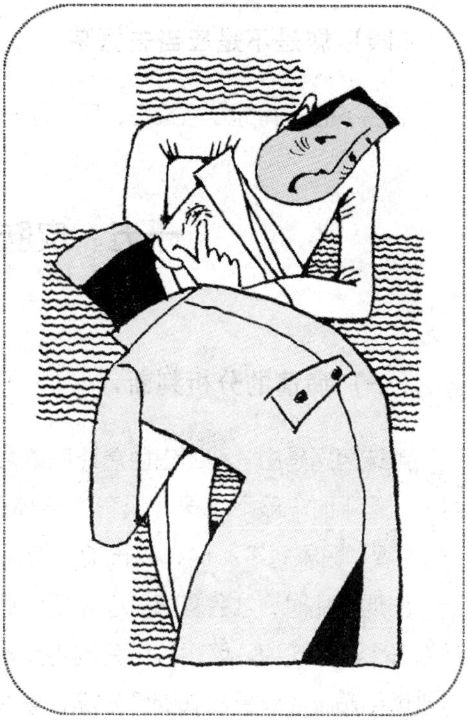

疥虫喜欢侵犯皮肤的柔软处，所以疥疮的好发部位是指缝、肘窝、腋窝、四肢屈侧、下腹、臀部、大腿内侧及阴部等处。为散在的毛囊性小丘疹或水疱。有时在指缝、乳房下、阴部发现长约数毫米、蜿蜒弯曲、灰白色或淡灰色的小点，形成虚线。用针挑破顶端，可见雌疥虫的残骸。本病有剧烈瘙痒，夜间温暖时加重。搔抓后表皮脱落、出现血痂，皮肤革样变、湿疹样变（肥厚）或因有继发感染而成脓疱、毛囊炎、疖肿等。个别顽固者在皮疹消失后，还会残留硬结节，颇痒，称为结节疥。

（二）如何合理地选用药物

硫黄软膏　由升华硫和凡士林配成，对疥虫有良好的杀灭作用。成人用

20%的浓度，小儿用5%～10%。用前洗澡换衣，每天搽药2～3次，从上到下搽遍全身病患处，皮疹密集处多搽，连续搽3天，第4天又洗澡换衣后搽药。如此反复多次，至痊愈为止。被污染的衣被要煮沸后暴晒。

民间用硫黄加花椒熔化凝固后，磨香油涂搽患处也可，1日数次。

（三）医生告诉您怎样保养调理

1. 将病人隔离，分床独卧，衣服及用具均应煮沸后暴晒。
2. 病人应勤换衣服，勤洗澡，不要出差或串亲友。

（四）您是不是应当去医院

久治不愈及有继发感染者，应去医院诊治，并做进一步的检查和治疗。

十五、皮肤念珠菌病

（一）病情的分析判断

念珠菌病是由一种叫白色念珠菌的真菌所引起。这种真菌存在于正常人的身上，但平时一般不致病，只有当身体衰弱、抵抗力低下或患有其他慢性病（如肿瘤、糖尿病等）时，或长期大量应用广谱抗菌药物，使肠道菌群平衡失调、出现紊乱时，才会发病。小儿鹅口疮就是皮肤黏膜念珠菌病的一种，常表现为多个白色斑点。肛门周围会发生念珠菌性皮炎，常常由念珠菌肠炎的便液感染所引起，症状是皮肤潮红发亮，或有白色丘疹、水疱、糜烂和脱屑。妇女的念珠菌性阴道炎，是带菌的白带所致的女性生殖器周围皮肤的白色念珠菌感染。乳房下的折皱处可发生念珠菌性皮炎。指间及指甲周围则可发生白色念珠菌性甲沟炎。

（二）如何合理地选用药物

1. 鹅口疮用2%～5%小苏打（硫酸氢钠）溶液涂搽，每日2～3次；或用制霉菌素甘油（制霉菌素50万单位与甘油10g研匀制成）涂擦；外搽碘甘油或碘附。上述各法可任选其一。制霉菌素对肠道及其他黏膜部位和皮肤的念珠菌感染，特别有效，故用它更有针对性。制霉菌素能与真菌细胞膜上的麦角甾醇相结合，妨碍其渗透而起到抗念珠菌的作用。

2．1%联苯苄唑霜　外用，1日2次。

3．1%特比萘芬霜　外用，1日2次。特比萘芬能抑制真菌麦角甾醇合成过程中的角鲨烯环氧化酶，使角鲨烯在真菌细胞中蓄积而起制菌作用。人体细胞对药物的敏感性仅为真菌细胞的万分之一，故几乎无毒，较为安全。

4．1%环吡酮胺（环利）霜　外用，1日2次，连用3日。

（三）您是不是应当去医院

正常人一般不易患念珠菌感染性皮肤病，只有免疫功能低下、抵抗力低的人（如糖尿病、癌症、获得性免疫缺陷综合征等）及长期大量使用广谱抗菌药物及皮质激素的人，才易发生念珠菌性感染。如发生这种皮肤病，病因又不甚清楚时，应速去医院皮肤科查找病因。

十六、花　斑　癣

（一）病情的分析判断

花斑癣俗称为汗斑，为表皮浅层的慢性真菌感染，常无自觉症状。表现为细小的棕红色的或浅红色的皮肤色斑，表面有光泽，密集成一片，多见于颈周、胸、后背及腋下。发病时间长者，可使皮肤呈淡白色或灰白色。如不及时治疗，不仅会很难治愈，还易于在家中传染家人。它的菌种和体癣、股癣不同。它和白癜风也不同，白癜风是纯白色，边缘清楚，患处毛发也是纯白的。

（二）如何合理地选用药物

1．1%特比萘芬（疗霉舒）霜　外涂，1日2次，共2周。

2. 2%咪康唑（达克宁）霜　外涂，1日2次。

3. 1%环吡酮胺（环利）霜或软膏　外涂，1日2次，共3周。

4. 1%联苯苄唑霜　外涂，1日2次。

5. 2%克霉唑霜　外涂，1日2次。

6. 复方苯甲酸膏或复方十一烯酸膏　外涂，1日2次。

上述各药，任选其一即可。

7. 中成药可用脚气散加水调匀后涂布。

（三）医生告诉您怎样保养调理

1. 花斑癣多因症状轻微，易被人们忽视，如果治疗不及时，又容易在皮肤上留下白色斑痕，故要注意及时治疗。

2. 本病也有传染性，治疗期间，内衣、被单要用开水浸泡或煮沸。或用2%来苏液浸泡，平时要注意卫生，勤洗澡勤换衣，注意不要共用毛巾、用具、衣被等，以防传染。

（四）您是不是应当去医院

本病的后遗症是脱色斑，是否仍存在病原菌，应去医院做显微镜下检查，如只有斑而无病原菌生存，才算已痊愈，可不必治疗。

十七、痔　疮

（一）病情的分析判断

痔疮其实不能算是疮，是一种肛门部的慢性疾患，是直肠下端黏膜下或肛门缘皮下的血管，由于淤血、曲张而形成的静脉团块。发病率很高，故有“十人九痔”之说。其发病原因有以下几个方面。

1. 人的体位是直立位，直肠位于躯干下部，静脉血由下而上回流，行程长，受重力影响较大，加大直肠静脉缺少障碍反流（只能往前不能再回来）的静脉瓣，血流会因往上反流不畅而淤滞。直肠下端的动脉、静脉互相吻合而呈丛状分布（痔静脉丛），当穿过肠壁上行时，容易受多种因素如粪块压迫、腹腔压力增高（如努力排大便、用力排尿等）的影响而使痔静脉血的回流发生障碍。

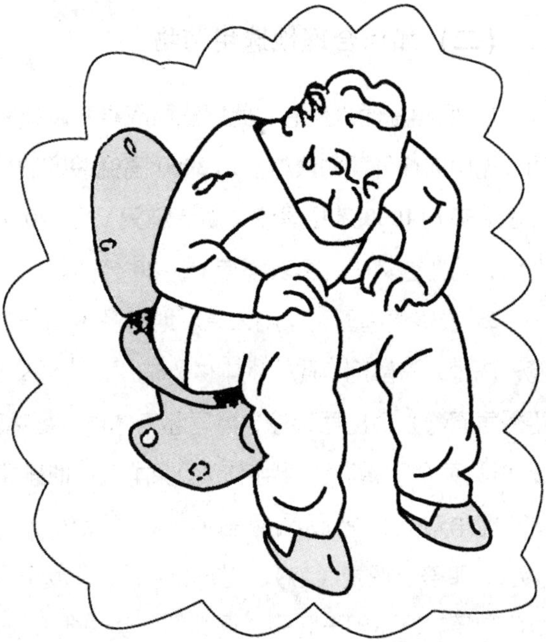

2. 慢性便秘病人会常有干燥粪块压迫肠壁，阻碍肠壁血液流动。排便时会因用力过度而使痔静脉内压增高而导致静脉曲张。

3. 经常饮酒或嗜食辛辣等刺激性食物，使痔静脉处于慢性充血状态。

4. 长期处在站立或久坐的工作状态下，缺少全面的体育活动，阻碍痔静脉的回流。

5. 妊娠、肝硬化、长期哮喘等使腹腔内压增高，阻碍了痔静脉血液的回流。

6. 慢性腹泻或肛门直肠等慢性炎症导致静脉局部充血或淤血，引起痔静脉曲张。

痔疮又可分为内痔和外痔：内痔在肛门内，表面覆盖着黏膜；外痔位于肛门缘，表面则是肛管、肛门缘的皮肤。内外痔同时存在时，则称为混合痔。

内痔有大有小，可单个或多个，一般不疼，仅有肛门坠胀感，主要症状是肛门滴血，排便时痔块有时脱出，必须用手纸托推回肛门内。外痔在肛门外，由于肛缘皮下血管破裂，血液淤积在皮下形成小血肿，又叫血栓外痔。外痔较易发炎，因而会出现明显的红肿疼痛，但不出血。

（二）如何合理地选用药物

1．肛门温药水坐浴，此疗法可改善血液循环，消炎止痛，各种痔疮均可采用，尤以血栓外痔为最好。1∶3000高锰酸钾液（必须充分搅匀后使呈均匀的紫红色）或1∶1000苯扎溴铵（新洁尔灭）液或0.1%依沙吖啶（利凡诺）液，均可用，可任选其一，每次坚持15～20分钟。

2．发炎疼痛时，可用大黄、地榆各30g，芒硝50g，煎水坐浴。中成药有痔疮外洗药，为散剂，混于水中供外洗用。坐浴或外洗后，可用痔疮膏（如马应龙麝香痔疮膏）挤出后外涂，然后卧床休息。疼痛较重者，可涂以5%苯佐卡因膏或1%达克罗宁霜。也可用中成药槐角丸、地榆槐角丸或泻毒散。

槐角丸　又名肠风槐角丸，为清热燥湿止血药。含槐角（炒）、地榆（炭）、黄芩、枳壳（炒）、当归、防风。清肠疏风，凉血止血。主治肠风便血，痔疮肿痛。还可用于肛裂、慢性结肠炎、胃及十二指肠出血、肛瘘、肛痈、溃疡性结肠炎、慢性细菌性痢疾、阿米巴痢疾等症，口服。

地榆槐角丸　又名地槐丸，是常用的清肠泻火止血药。含槐角（炒）、地榆（炒炭）、黄连、黄芩、荆芥、黄柏、侧柏叶（炒炭）、当归、秦艽、防风、枳壳（麸炒）。清热，燥湿，止血，祛风。主治大肠湿热、大便下血、痔疮便血、肛门痛痒等症。现代广泛用于肛门直肠周围感染、肛隐窝炎、肛乳头炎、肛裂、痔疮等肛门疾患。还可用于大便燥结、肛周肿痛或大便带血等。口服，每次1丸，1日2次，温开水送服。

如同时有便秘可服中成药麻仁丸、麻仁润肠丸（参见习惯性便秘项下），还有苁蓉通便口服液，均可选用，伴有便秘时，可任选其一。

（三）医生告诉您怎样保养调理

1．养成良好的生活习惯，每天定时大便一次。不大量饮酒和食用辛辣等刺激性食物。

2．积极地治疗能引起痔疮的各种慢性病，如便秘、肝硬化、盆腔疾患、排尿困难、老年慢性支气管炎、哮喘等。

3. 多进行适当的轻微运动，如散步等。

（四）您是不是应当去医院

如内痔出血过多，且经常脱出，或因发炎严重，疼痛较剧烈时，应考虑手术根治。目前，中西医结合的治疗方法很多，但均有其适应证，如结扎法、注射消痔灵或枯痔针、上枯痔药、冷冻、手术切除等，应去医院由医师根据情况确认后，稳妥地实施。

十八、老年瘙痒症

（一）病情的分析判断

老年瘙痒症，是老年人的皮肤瘙痒，既无皮疹，也不发生小疱，只有皮肤发痒，多次搔抓，常出现一些淡红色抓痕。它是由于老年人的皮脂腺减退，皮肤干燥所引起，多在气候干燥的秋冬季节发病。

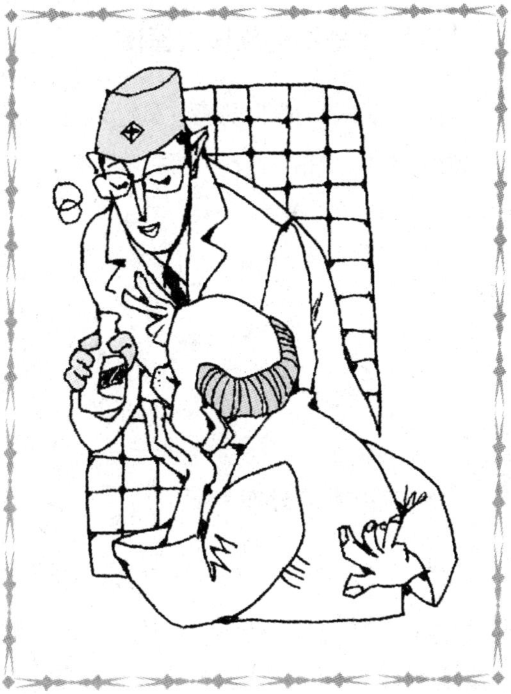

（二）如何合理地选用药物

1. 老年瘙痒症是因为皮肤缺乏油脂，皮肤不能保持水分，皮肤过于干燥发痒所致。只需涂一些油脂性的并能保持水分的乳膏（如硅霜），可持续地保护滋润皮肤即可。较重者还可涂一些

2%碘甘油或碘附，有消炎，止痒功效。

2. 用乙醇13.3%、甘油33%、水加至100ml（马海德止痒水），经常涂搽，消炎，止痒，滋润也无毒性。

3. 中成药可用肤痒冲剂、防风通圣丸（参见荨麻疹项下）、二妙丸内服（任选其一）。外搽风油精。

二妙丸　为清利下焦湿热药。含苍术（炒）、黄柏（炒）。燥湿清热。主治湿热下注，足膝红肿热痛、下肢丹毒、白带、阴囊湿痒。适用于湿痹、淋浊、带下、臁疮等症。口服，每次6~9g，1日2次。

（三）医生告诉您怎样保养调理

1. 洗澡不宜过勤，每周1~2次即可，浴后注意用油脂的霜剂（如硅霜等）保护皮肤。

2. 洗浴时尽量不用肥皂或浴液，以免皮脂丢失。

3. 秋冬季要穿紧身衣裤，以减少皮肤水分散失。

（四）您是不是应该去医院

由其他疾病（如糖尿病、恶性淋巴瘤）所引起的皮肤瘙痒，也发生于老年，单纯涂油脂霜剂等保护皮肤，就不能解决问题了。应当速去医院进行全面检查，以便找出病因，及时治疗。

十九、轻度烫伤

（一）病情的分析判断

轻度烫伤是指在日常生活中，偶尔不慎用开水或沸水烫伤了皮肤，使皮肤略微发红，或起了小水疱。这种烫伤，因为面积不大，也没有破溃，即使有水疱，甚至水疱还胀痛不适，也可以用注射针将水疱中的液体抽出（不必弄破水疱，以防感染)，涂上油膏，数日即可痊愈。这种轻度烫伤，自己在家中就可以处理。

（二）如何合理地选用药物

1. 先用凉水将烫伤处，充分冲洗。一方面尽力使烫伤处充分降温，另一方面也是为了将烫伤处冲洗干净。

2. 用1∶3000高锰酸钾液，或1∶1000苯扎溴铵（新洁尔灭）液，或0.1%依沙吖啶（利凡诺）液（三者任选其一）浸泡无菌后，涂以2%碘甘油或聚维酮碘（碘附）液。

3. 中成药可用烧伤喷雾剂充分喷涂，使之结成保护膜，再涂上京万红烫伤药膏，口服防风通圣丸(参见荨麻疹项下)。用如意金黄散(参见手脚皲裂项下)加水调敷，涂上三黄膏(参见手脚皲裂项下）也可。

京万红烫伤药膏　又称京万红膏。清热润肤消肿药，含生山甲、黄柏、生地榆、苦参、生大黄、五倍子、忍冬藤、血余炭、当归、黄芩、白芷、槐米、栀子、米壳、红花、生侧柏、紫草、冰片、麻油、蜂蜡等。解毒消肿，止痛生肌。主治烧伤、烫伤红肿起疱、疮面溃烂、化脓等症。外用，涂敷患处。

（三）您是不是应当去医院

如果烫伤面积过大，或伤度过深，情况较严重，甚至还有恶心、呕吐等全身反应时，应及时去医院诊治。

二十、蜈蚣、蝎子、蜜蜂、黄蜂叮咬伤

（一）病情的分析判断

1. 蜈蚣咬伤后，伤口会立即出现疼痛、肿胀，伴有头晕、头疼、恶心、呕吐等全身反应。

2．蝎子尾部有尾钩，可分泌蝎毒，刺人后会使人中毒。症状是局部红、肿、剧痛，手触之更痛，皮肤感觉极为敏感。严重者还有恶心、呕吐、体温下降、出汗、昏睡等全身症状。

3．蜜蜂刺激伤后无全身反应，局部有痒、痛并发红。

4．黄蜂刺伤后，毒性较大，局部有红、肿、痛反应。还有呼吸困难甚至有昏睡、昏迷等全身反应。

（二）如何合理地选用药物

1．蜈蚣咬伤后，应立即用肥皂水和清水将伤口反复冲洗干净（先用肥皂水后用清水），涂上**3%氨溶液**或**5%碳酸氢钠液**。如伤势太重，应速去医院诊治。

2．蝎子蜇伤后，先耐心仔细地拔出毒钩，然后用**3%氨溶液**或**5%碳酸氢钠液**或**1∶1000高锰酸钾液**反复冲洗，将**蛇药片**用水调成糊状，涂敷在伤口周围。如毒钩蜇入较深，难以取出或其症状较重者，应立即送去医院诊治。

3．蜜蜂刺伤后，应立即拨去蜂刺，伤口用肥皂水及清水冲洗干净，涂上**3%氨溶液**或**5%碳酸氢钠**（小苏打）液。

4．黄蜂刺伤后，取出蜂刺，伤口涂上**1%稀盐酸液**，用**蛇药片**（中草药）调水外敷，较重者可同时口服**蛇药片**。农村可用**鲜马齿苋**或**鲜夏枯草**捣烂后外敷。

各种叮、咬伤，分别经过上述处理后如有轻度感染，发生红肿者，可口服中成药**二妙丸**（参见老年瘙痒症项下），也可口服**小败毒膏**。局部用**如意金黄散**（参见手脚皲裂项下）也可。西药则可涂上**鱼石脂膏**。

（三）您是不是应当去医院

毒刺拨不出或重者（如昏睡、呼吸困难等），应立即送医院诊治。

二十一、日光性皮炎

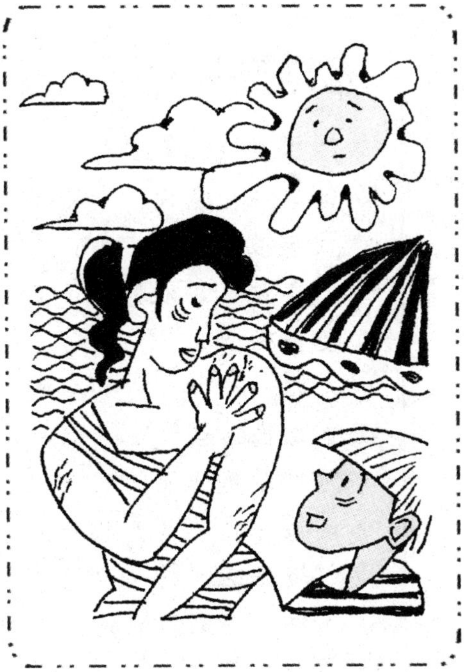

（一）病情的分析判断

有些人的皮肤受到日光（紫外线）的照射后，因受刺激而造成损伤，会出现瘙痒、发红，有的还会有隆起的丘疹样皮疹，日久就形成了一些褐红色的斑点，这就是日光性皮炎，或称之为光化性皮疹。

（二）如何合理地选用药物

1. 口服，适当地服用维生素 E 和维生素 C 。

2. 口服，氯苯那敏（扑尔敏）或赛庚啶等抗过敏药。扑尔敏是 1 日 3 次，1 次 4mg。赛庚啶是 1 日 3 次，1 次 2mg。

3. 事先涂搽防晒霜(含二氧化钛等)。

（三）医生告诉您怎样保养调理

1. 外出时，穿白色或浅色长袖衣、长裤以遮光保护皮肤。

2. 打伞或戴遮阳帽，以避免日光直接照射

（四）您是不是应当去医院

如果过于严重或经久不愈，可去医院皮肤科诊治。

第四章　五官科病

提　要

- 睑腺炎（麦粒肿）
- 鳞屑性睑缘炎
- 溃疡性睑缘炎
- 泪囊炎（泪溢）
- 急性结膜炎
- 沙眼
- 病毒性结膜炎
- 泡性结角膜炎
- 睑板腺囊肿（霰粒肿）
- 过敏性结膜炎
- 急性卡他性结膜炎
- 智齿冠周炎
- 复发性口腔溃疡
- 慢性牙龈炎
- 倒牙（牙本质过敏）
- 牙痛
- 外耳道疖肿
- 耳郭外伤
- 耳郭冻伤
- 外耳道异物
- 晕车、晕船
- 梅尼埃病
- 鼻出血
- 鼻炎
- 过敏性鼻炎
- 鼻腔疖肿
- 孩子睡觉时张口呼吸
- 孩子经常流鼻涕
- 急性鼻咽炎
- 急性咽炎
- 慢性咽炎
- 急性扁桃体炎
- 急性喉炎
- 急性会厌炎
- 咽喉异物

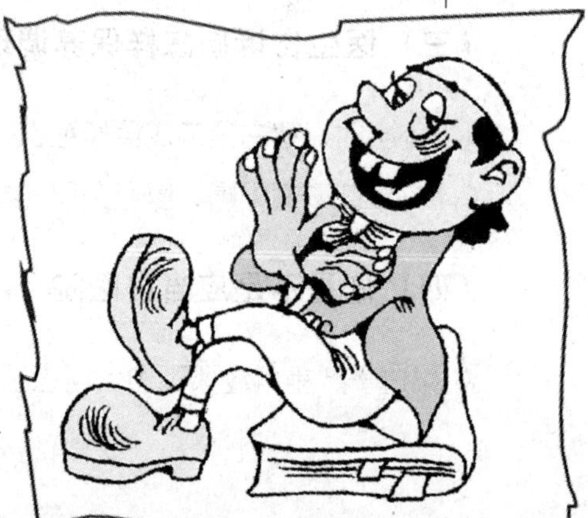

一、睑腺炎（麦粒肿）

（一）病情的分析判断

麦粒肿俗称“偷针眼”，医学上叫睑腺炎，常常发生在眼皮（眼睑）上。

人的眼睫毛根部有腺体，当微生物侵入后，这些腺体就会发炎，出现红、肿、热、痛等发炎症状。这时摸起来会有一个硬结，几天后红肿范围扩大，眼睑边缘出现一个麦粒大小的黄橙色小脓肿，这就是麦粒肿。

（二）如何合理地选用药物

1．用湿的热毛巾敷患处，每次20～30分钟，1日2～3次。可促进血液循环，缓解症状。

2．滴眼药水，用**0.25%氯霉素眼药水**，每次1～2滴，1日3～5次。

氯霉素　是一种广谱抗生素，它不仅对多种革兰阳性、革兰阴性细菌都有极强的抗菌作用，而且对衣原体、支原体、立克次体、螺旋体和一些厌氧菌的作用也很强。其滴眼液，常用来治疗各种眼部感染，极其有效。

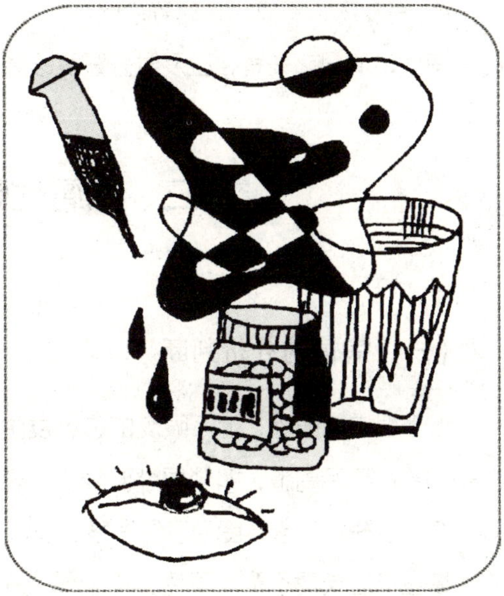

3．可用**红霉素眼膏**，临睡前涂1次。

红霉素　作用和青霉素相似，除对一些常造成眼部感染的阳性细菌有效外，对衣原体、支原体、立克次体也有良好作用。临睡前涂眼膏时，必须挤涂在眼睑下面，待其慢慢液化后发挥作用。

五黄膏　具清热解毒，消肿止痛，化瘀散结，除湿收敛的功能。主要用于治疗针眼及眼部疖肿。

（三）医生告诉您怎样保养调理

1. 严防挤压病变部位，否则会将细菌挤进血液中，使之扩散到全身或脑内，危害极为严重，千万不可粗心大意。

2. 如果麦粒肿自行破溃，也不可挤压，要用棉签擦去脓液，同时局部涂以红霉素眼膏。

3. 讲究个人卫生，保持清洁，不得用不清洁的毛巾擦眼。积极治疗慢性结膜炎及沙眼，不可自己拔除眼睫毛。

（四）您是不是应当去医院

1. 麦粒肿脓肿较大，病情严重者。
2. 眼皮睁不开，触之坚硬且压痛明显者。
3. 有发热、寒战、头痛等症状。

有上述情况之一者，应及时去医院诊治。

二、鳞屑性睑缘炎

（一）病情的分析判断

上下眼皮叫眼睑，上下眼皮的边缘发生了炎性变化叫睑缘炎，发炎后出现许多鳞屑在睫毛周围，叫鳞屑性睑缘炎。表现为：眼皮边缘充血、潮红，睫毛周围有不少鳞屑附着，睫毛容易脱落，但还可以再次生长。如果没有及时治疗，转成慢性炎症长期不愈，可使眼皮肥厚、外翻，流泪，自觉烧灼、发痒。但视力一般不受影响。

（二）如何合理地选用药物

1. 用温热的生理盐水清洗眼皮部，用湿棉签拭去睫毛附近的鳞屑。

2. 用0.25%氯霉素眼药水滴眼，1日3~5次。

3. 临睡前，涂用红霉素眼膏。要充分涂匀，涂后用棉球按住轻揉3分钟，使之更好地发挥作用。

4. 中成药可口服明目上清片、明目地黄丸、杞菊地黄丸。

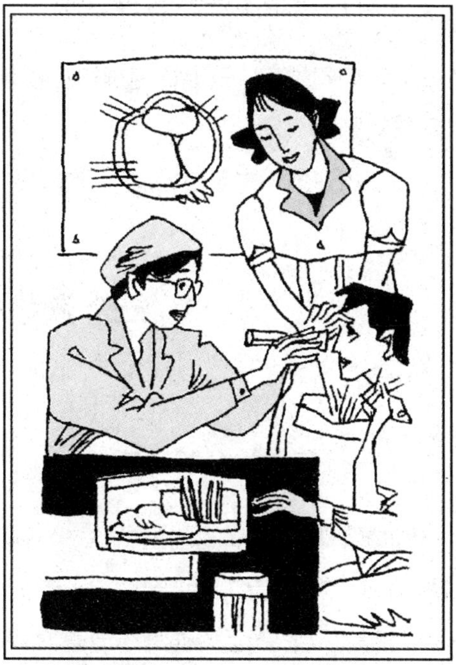

明目上清片　清风热明目常用药。含黄连、桔梗、玄参、枳壳（麸炒）、陈皮、黄芩、熟大黄、菊花、连翘、刺蒺藜（盐制）、薄荷、甘草、当归、赤芍、荆芥、麦冬、栀子、蝉蜕、天花粉、石膏、车前子（盐制）。清热散风，明目止痛。主治暴发红眼，红肿作痛，头晕目眩，眼边刺痒，大便燥结，小便赤黄。口服，每次9g，1日1~2次。

明目地黄丸　古称益阴肾气丸、滋阴明目丸。含熟地黄、山茱萸（制）、牡丹皮、山药、茯苓、泽泻、枸杞子、菊黄、当归、白芍、刺蒺藜、石决明（煅）。滋肾，养肝，明目。主治肝肾阴虚，目涩畏光，视物模糊，迎风流泪，也用于头晕耳鸣，咽干口燥，目眩，中心视网膜炎，视神经炎，玻璃体混浊。口服。不可用于风热目疾的目赤羞明、迎风流泪。

杞菊地黄丸　滋阴明目药。含枸杞子、菊花、熟地黄、山茱萸（制）、牡丹皮、山药、茯苓、泽泻。滋肾养肝。主治肝肾阴亏，眩晕耳鸣，羞明畏光，迎风流泪，视物昏花。也用于治疗眼外部感染性疾患和眼内部疾病。口服。

（三）医生告诉您怎样保养调理

1. 必须坚持治疗一段时间，好转后，还必须再用药数日，以免复发。

2. 注意眼部卫生，增强体质，生活规律。

3. 如有屈光不正、视力疲劳者，应及时矫正。

（四）您是不是应当去医院

1. 如同时有比较明显的异物刺激感，且自我用药后也不改善时，应及时去医院诊治。

2. 病变虽不太严重，但一直迁延时日、久不痊愈时，应及时去医院诊治。

三、溃疡性睑缘炎

（一）病情的分析判断

溃疡性睑缘炎，祖国医学称为“睑弦赤烂”。发病后会感到眼部痒痛灼热，轻微流泪，睑缘皮肤潮红糜烂，形成一个红色圆圈，俗称“红线锁边”。

在溃烂的睑缘上，通常还覆盖着脓液或脓痂，将睫毛黏着成束；揭开痂皮以后，还可以看到一些小脓疱和出血的小溃疡。睫毛根部的毛囊有可能遭到破坏，使睫毛脱落，不再生长。

本病是由细菌感染所引起，它可以使睫毛脱落，不再生长，有的还会形成倒睫、秃睫，严重者，甚至反复发作，所以，必须早期彻底治疗。

（二）如何合理地选用药物

1. 用消毒棉签蘸上温热的生理盐水（温茶水也可）润湿脓痂后，拭去痂皮并擦净脓液。

2. 0.25% 氯霉素眼药水　滴眼，每次 1～2 滴，1 日 3～5 次。

3. 临睡前涂红霉素眼膏，挤涂眼膏后，要轻轻闭眼，再用干净棉球或手帕在眼皮上轻轻按摩 2～3 分钟，使药膏进入病变深处发挥作用。

（三）医生告诉您怎样保养调理

1. 注意眼部卫生，增加营养，注意休息，多做适当的户外活动，增强体质。

2. 治疗必须彻底，要多坚持一段时间，当充血已消退后，还要继续滴眼药水 1～2 周，以免复发。反复复发，会留下倒睫等后遗症。

3. 有屈光不正、视力疲劳者，要及早诊治。

（四）您是不是应当去医院

1. 反复发作及难以治愈时。

2. 睑缘增厚畸变，引起眼睑外翻及不断流泪时。

上述情况应及时去医院诊治。

四、泪囊炎（泪溢）

（一）病情的分析判断

泪溢是指排泪通道有了阻碍，眼泪向外溢流的一种病症。引起泪溢的常见原因是沙眼或其他感染引起了泪囊炎，如不及时治疗会形成慢性泪囊炎或留下后遗症，泪囊阻塞而不时流泪。

正常人的眼泪是从眼角靠鼻子这边往鼻腔里慢慢排流的，如果这个通道发炎、肿胀或阻塞，就会出现泪溢。新生儿因为鼻泪管下端被一层先天性的薄膜囊所堵塞，也会造成先天性泪溢。

泪囊炎如不及时治疗，即可形成慢性泪囊炎，在泪液的抑制下，细菌虽不大量繁衍，但它仍然存在，一旦眼部略有外伤破口（如眼中落进灰沙，用手揉擦），特别是角膜有了擦伤，即可由泪囊炎的细菌造成角膜溃疡（有失明的危险）。

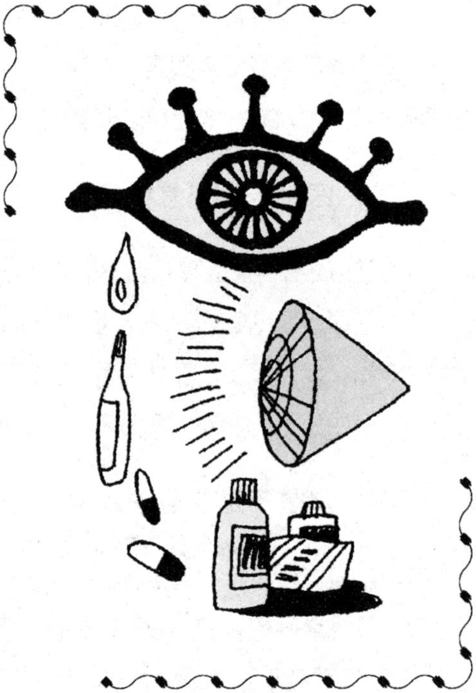

（二）如何合理地选用药物

1. 用0.25%氯霉素眼药水滴眼，1日3~5次。

2. 新生儿先天性泪溢，可用按摩的方法，每次按摩10~20下，1天2~3次，使进入泪囊的空气冲破鼻泪管下端的薄膜囊。按摩后，再滴氯霉素眼药水。

（三）您是不是应当去医院

1. 久治不愈或急性症状消失后，均应去医院再检查一下，做进一步处理。

2. 新生儿的泪囊炎，如经按摩方法及滴眼药水都不解决问题，应速去医院诊治。

五、急性结膜炎

（一）病情的分析判断

急性结膜炎（火眼），俗称“红眼病”。由细菌或病毒引起。春秋二季，微生物易于生长繁殖，故这两个季节，急性结膜炎常在学校、幼儿园、游泳池等公共场所大肆流行。

在这两个季节，如果必须去公共场所，特别是在有人发病的情况下，健康人也要滴氯霉素眼药水预防。

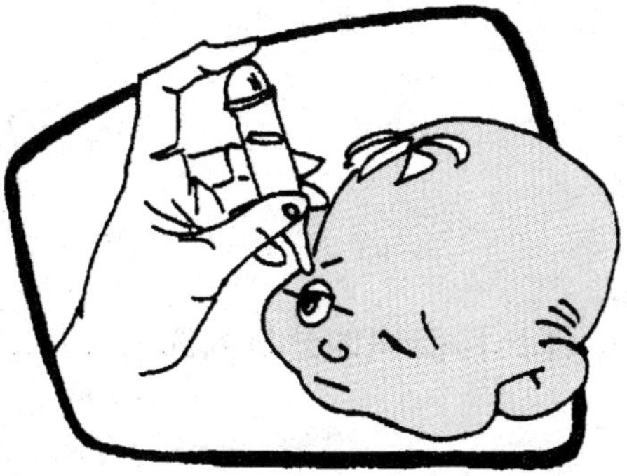

一旦染上火眼后，眼内感到有异物磨痛、灼热，眼内有黏稠浆液，常将眼糊住，眼睛也越来越红，2～4天后，眼皮肿胀，若将眼皮上翻，可以看到充血、水肿及粗糙不平的黏膜，表面有浆液或脓液。早晨起床时有眼粪（黏液或脓液）将眼皮和睫毛黏敷住（可用湿毛巾湿润后拭去）。

（二）如何合理地选用药物

1. 眼粪多时，用温热的生理盐水反复冲洗眼睛。

2. 局部用0.25%氯霉素眼药水滴眼，每次1～2滴，1日3～4次。每晚临睡前，用红霉素眼膏涂眼，认真地涂匀，并用干净棉球轻轻按揉2～3分钟。

3. 还可服用明目上清片、杞菊地黄丸、明目地黄丸。

（三）医生告诉您怎样保养调理

1. 千万不可用纱布盖眼，以免分泌物引流不畅。局部温度增高（纱布覆盖）也能加重病情。

2. 注意隔离病人接触过的水、毛巾、脸盆、手帕、玩具等。痊愈后，除各种用具要注意灭菌外，被褥、枕巾都应注意洗烫晾晒，以防传染。

3. 注意不得用手揉眼。

（四）您是不是应当去医院

1. 自我治疗后，不见好转，或发病时，病情较严重，流泪很多或十分怕光等，均应去医院诊治。

2. 疾病好转后，再去医院检查一次。

六、沙　眼

（一）病情的分析判断

沙眼是常见的眼病，是由微生物衣原体侵犯结膜所引起，病程缓慢，男女老幼均可患病。

轻度沙眼，只有体检时才能发现；病情稍重，则眼内有摩擦感，有时迎风流泪或怕强光，发痒，不时出现眼粪。

翻开眼皮，可见睑结膜呈弥漫性充血，血管模糊不清，结膜上出现乳头或滤泡。乳头指在睑结膜上有舌头表面那样粗糙不平的外观。滤泡指睑结膜（眼皮）上的一些隆起、浑浊、大小不一的小疱。沙眼不仅侵犯结膜，也侵犯角膜，故必须积极治疗。

（二）如何合理地选用药物

1. 用0.25%氯霉素眼药水或0.1%酞丁安眼药水，每次1～2滴，每4～6

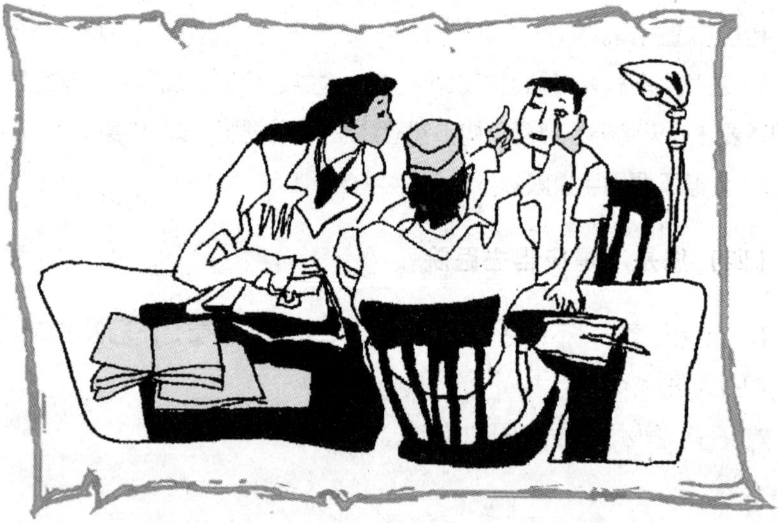

小时1次。

酞丁安（增光素）滴眼剂是0.1%的混悬液，用前必须充分摇匀。能抗沙眼衣原体，用于治疗各型沙眼，也用于病毒性角膜炎、带状疱疹、尖锐湿疣及扁平疣等。滴眼，每4～6小时1次。

2. 也可用风火眼药，用点眼棒蘸凉开水后蘸药点入眼角内，闭目，使药物分布于全目，点后避风，1日3次。

3. 临睡前，涂以红霉素眼膏或清凉眼药膏。要涂布均匀，涂后，用棉球按摩轻揉3分钟，使之充分发挥作用。

沙眼是一个慢性病，上述治疗，必须坚持3～4个月。

4. 还可服用明目上清片、杞菊地黄丸、明目地黄丸。

（三）医生告诉您怎样保养调理

1. 有的人嫌眼药水治疗时间太长，要求刮沙眼。刮沙眼手术只是一种辅助疗法，虽能缩短用药时间，却不能完全代替药物治疗，仍应注意坚持滴药。

2. 沙眼的传染性很强，被病人污染的用具均可传染，要注意隔离和病人用品的灭菌消毒。

3. 养成不用手揉眼的习惯。注意卫生，每人的毛巾、手帕、脸盆要专用，注意室内通风，常洗烫晒毛巾，以预防沙眼。

（四）您是不是应当去医院

沙眼病程很长，且有不少并发症和后遗症，故患者应当不时去医院检查，在医生的指导下，坚持用药防治，如有并发症也便于及时治疗。

七、病毒性结膜炎

（一）病情的分析判断

病毒性结膜炎发病较急，多半是两眼发红、水肿，结膜充血，有时结膜下也有出血，眼分泌物增多，最初的分泌物是浆液性，以后变为脓性黏液，形成了眼粪。耳前淋巴结肿大。

（二）如何合理地选用药物

1. 滴用酞丁安眼药水，它是一种0.1%的混悬液，对病毒有较好的抑制作用，可用于病毒性结膜炎的治疗。用前要充分摇匀，每4～6小时滴1次。

2. 口服抗病毒药，如小儿感冒冲剂、金银花露、银翘解毒片、银柴颗粒、板蓝根冲剂、双黄连口服液等，可任选其一。

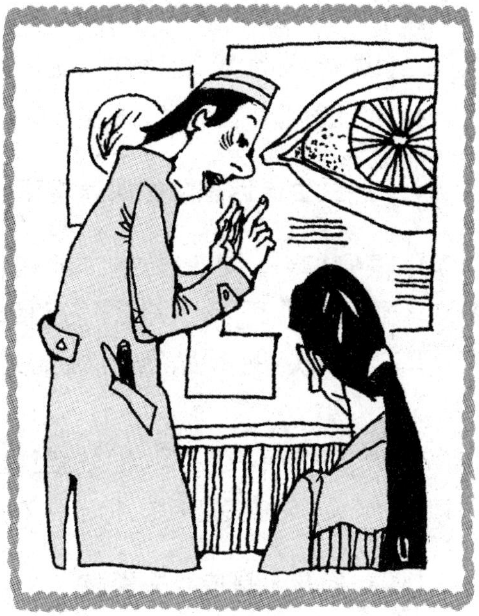

小儿感冒冲剂　儿科清热解表常用药。含广藿香、菊花、连翘、大青叶、板蓝根、地黄、地骨皮、白薇、薄荷、石膏。清热解表。主治感冒、流感、发热。适用于咳嗽、鼻塞流涕、咽喉痛痛、烦躁口渴。多用于上呼吸道感染、急性扁桃体炎、咽喉炎。口服。

金银花露　清热解暑药。金银花的蒸馏液。清热解毒。主治暑热口渴、疮疖、小儿胎毒。适用于小儿发热、痱子、暑疖及热毒痘疹等。口服。

双黄连口服液　为双花、黄芩、连翘的提取物，抗病毒作用极好，成人服用时，每次2支，1日2～3次。

其他可参见内科病热伤风项下。

（三）医生告诉您怎样保养调理

本病传染性极强，患者要注意隔离，不能到公共场所去，以免传染他人。

此时自身抵抗力也低，容易合并感染其他疾病。在家中要单独使用手帕、毛巾、脸盆等，以免传染家中其他人。

（四）您是不是应当去医院

1. 最初在医院诊治后，在家中调理治疗。愈后再去医院检查一次。

2. 经滴眼药 1 周未见好转的重症患者，应速去医院诊治。

八、泡性结角膜炎

（一）病情的分析判断

泡性结角膜炎，最常发生于角膜表面边缘部的结膜上，有粟米大小的圆形灰白色小结节，周边局部充血，数天后结节上皮脱落，顶端形成小溃疡。大约 1 周后经治疗痊愈。

（二）如何合理地选用药物

1. 用2% 色甘酸钠滴眼液，每 2 小时滴眼 1 次。

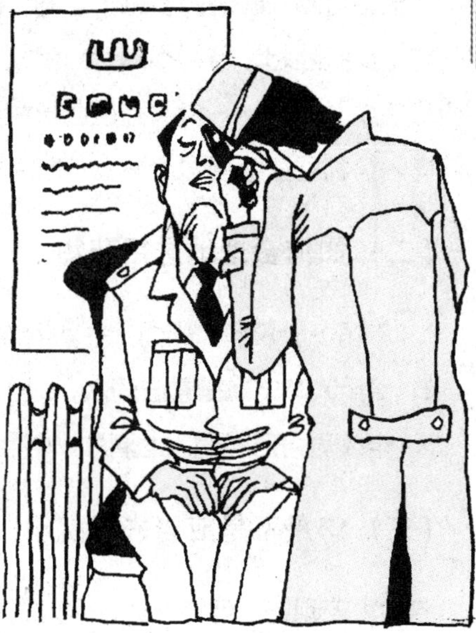

色甘酸钠对速发型变态反应有良好的防治作用，它能稳定肥大细胞的细胞膜，阻止肥大细胞脱粒，使过敏性物质不能从细胞内释出，于是阻止了变态反应的发生。常用于过敏性结膜炎，如花粉症结膜炎、春季结角膜炎、泡性结角膜炎和过敏性鼻炎的治疗。其滴眼剂为 2% 的滴眼液。

2. 用氯霉素滴眼液滴眼，1 日 3～5 次。

3. 临睡前涂红霉素眼膏，每晚 1 次，涂后用棉球轻揉，使之充分均匀地发挥作用。

4. 中成药可口服明目上清片、明目地黄丸或杞菊地黄丸。

（三）您是不是应当去医院

经自我调理治疗未见好转者，应及时去医院检查诊治。

九、睑板腺囊肿（霰粒肿）

（一）病情的分析判断

霰粒肿（睑板腺囊肿）是睑管腺排出阻塞，分泌物潴留而形成的睑板腺慢性炎性肉芽肿。霰粒肿一般病情较轻，多发生于青年或中年人，因为这个年龄段的睑板腺分泌较旺盛。多见于上睑，眼皮下有圆形质块，大小不一，较大者可使局部皮肤隆起，触之不痛，与皮肤不粘连，略有弹性。翻开眼皮时，可在相应的结膜面上见到一个灰红色圆形囊肿，微隆起。囊肿偶可自行溃破，排出脂肪样内含物后在结膜面上形成一堆肉芽，外观呈息肉状，可逐渐自行消退。

（二）如何合理地选用药物

1. 本病一般较轻，小而无症状的霰粒肿，不必治疗即可自行消退。

2. 滴用0.25%氯霉素眼药水，1 日 3～4 次，以预防继发感染。

3. 中成药可口服明目上清片、明目地黄丸、杞菊地黄丸。

（三）您是不是应当去医院

若肿大较明显且自觉不适，应去医院诊治。

十、过敏性结膜炎

（一）病情的分析判断

药物过敏也可以引起结膜炎，表现为在滴用了眼药或使用了眼膏之后，出现眼睑水肿，结膜充血、水肿，分泌物增多，为黏液性，这就是过敏性结膜炎。

（二）如何合理地选用药物

1. 用过了一种药，是什么药非常清楚，立即停用该药。如果同时使用了好几种药，无法判断是哪一种药引起了变态反应，那就只好停用所有药物。

2. 用2%色甘酸钠滴眼液滴眼，每2小时1次。

3. 临睡前涂可的松眼膏或氢化可的松眼膏，每晚1次，涂后用棉球轻揉，使之均匀地充分发挥作用。角膜溃疡者禁用。

可的松　是糖皮质激素类药物。具有抗炎、抗过敏作用。其眼膏剂，主要用于治疗过敏性结膜炎。

氢化可的松　作用与用途同可的松。

中成药可服用明目上清片、明目地黄丸、杞菊地黄丸。

（三）医生告诉您怎样保养调理

牢牢记住能引起您过敏的药物，今后切忌再用这种药物，并告诉医生将它写在病历上。

（四）您是不是应当去医院

眼部反应特别严重，用药后症状未见缓解，应立即去医院眼科检查诊治。

十一、急性卡他性结膜炎

（一）病情的分析判断

急性卡他性结膜炎，发病的原因很多，发病很急，两眼同时发病或左右眼先后发生，相隔1～2天，自觉流泪、灼热、有异物感、“眼粪”为黏液性或脓性。“眼粪”多者，常可使上下眼皮粘在一起，在早晨起床时，双眼不易睁开。

（二）如何合理地选用药物

1．眼粪较多时，要用生理盐水（温热的）冲洗患病眼睛。

2．用氯霉素眼药水滴眼，1次1～3滴，1日3～5次。

3．用红霉素眼膏涂眼，必须涂布均匀，使之充分发挥作用。

4．还可服用明目上清片、明目地黄丸、杞菊地黄丸。

（三）医生告诉您怎样保养调理

1．千万不能将眼睛包着或用纱布盖住，这样既可使分泌物流出不畅，又可使眼睛局部温度过高而加重病情。

2．不要用手揉眼，以免传染；也要注意隔离，不能共用脸盆、毛巾等用品。

（四）您是不是应当去医院

如病情严重，自己用药又不见好转，应及时去医院眼科诊治。

十二、智齿冠周炎

（一）病情的分析判断

智齿是指上下颌的第3个磨牙，俗称“尽头牙”。智齿冠周炎是指智齿萌出不全，导致阻生或错位，一部分牙冠萌出在口腔内，而另一部分牙冠被牙龈组织所覆盖或包裹，牙冠表面覆盖着的牙龈组织因为感染了微生物而发炎。

当全身抵抗力稍强时，症状不明显或很轻微，如果抵抗力下降（如感冒、睡眠不足、过度疲劳、妇女月经等），常可诱发本病急性发作。

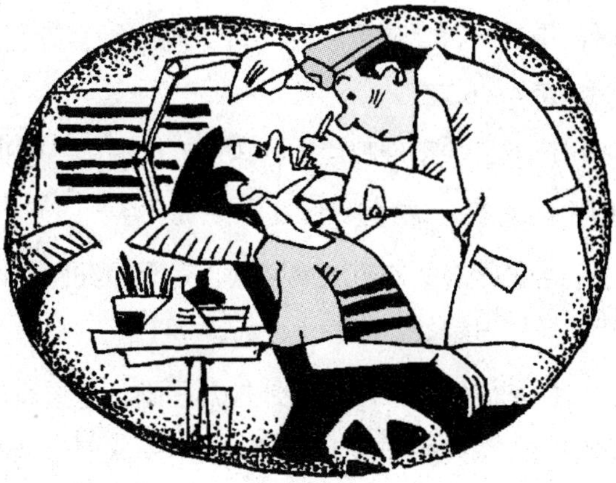

局部症状：虽然是急性炎症，但初期一般无全身症状，只感到牙龈末端接近咽喉部有胀痛不适，进食、咀嚼、吞咽、开闭口等活动时，疼痛加剧。疼痛为持续性的，没有缓解间歇期，局部呈现自发性跳动痛，并向耳郭部位放射。如病情进一步恶化，则因无法张口而牙关紧闭，患者不能进食，有明显口臭，且牙龈处有咸味分泌物溢出。

全身症状：发热畏寒，头痛头晕，全身不适和食欲减退，低烧（温度为37.5～38℃），伴有患侧颌下淋巴结肿胀压痛。当化脓性炎症局限（不再扩散）后，可能形成冠周脓肿，有时自行破溃而溢脓，最终转变为慢性冠周炎。此时，全身症状消退，智齿周围仅有轻度疼痛。

（二）如何合理地选用药物

选用对口腔有消炎作用的中成药口服，如金莲花冲剂、口炎清颗粒、牛黄上清丸、穿心莲片、双黄连口服液、双花口服液（每次2支，1日2次），可任选其一。

穿心莲片 清热解毒、凉血、消肿。含穿心莲浸膏。用于感冒发热、咽喉肿痛、口舌生疮、顿咳劳嗽、泄泻痢疾、热淋湿病、痈肿疮疡、毒蛇咬伤等。口服，每次2～3片，1日3～4次。

口炎清颗粒 滋阴清热、解毒消肿。用于阴虚火旺所致的口疮、牙周炎。

抗厌氧菌药，甲硝唑片，将本品置于牙龈和齿颊沟间，1次1片，1日3次。饭后用，临睡前加用1片。同时用复方硼砂含漱液或西比氯铵含漱液，1日含漱4～6次。

口含，除甲硝唑片外，还有西地碘片、度米芬片等可供口含，含化后咽下，1日4～6次。

甲硝唑片 为抗厌氧菌药，有阻碍细菌代谢作用，对专性厌氧菌有杀灭作用。用于牙龈炎、牙周炎、冠周炎。

西地碘片 其活性成分为分子碘，在唾液作用下迅速释放，直接卤化菌体蛋白质，杀灭各种微生物。含化用于治疗慢性咽喉炎、口腔黏膜溃疡、慢性牙龈炎、牙周炎。

度米芬片 为阳离子表面活性剂，具有广谱杀菌作用，对革兰阳性菌和革兰阴性菌均有杀灭作用。用于急性、慢性咽喉炎，扁桃体炎。

2%碘甘油或碘附 涂于智齿牙冠周围，连续涂搽直至症状缓解为止。

（三）医生告诉您怎样保养调理

当智齿冠周发炎时，口腔内的卫生较差，自洁作用下降，再加上食物残渣及菌块堆积，因此保持口腔卫生至为重要，每天要用温热生理盐水或复方硼砂含漱液漱口，或口含甲硝唑片，1日4～6次。同时用热毛巾热敷患颊，有利于炎症缓解。

（四）您是不是应当去医院

1. 局部炎症得到控制后，全身症状随之逐步消除，此时应考虑尽早去医院拔除智齿，以免复发，这样也才能达到根治目的。

2. 如病情加重，并向四周淋巴扩散，引起间隙感染，此时，张口困难，疼痛加剧，肿胀面加大，全身发热畏寒，还有引起全身化脓性感染而导致败血症的可能，故应速去医院切开引流和进行全面的治疗。

十三、复发性口腔溃疡

（一）病情的分析判断

口腔中反复发作的溃疡有多种，其中以复发性阿弗他溃疡为最常见。复发性阿弗他溃疡是指口腔中反复发生的圆形或椭圆形、浅而小的溃疡。阿弗他是希腊语“灼热和溃疡形成”之意。本病发作前，无水疱，色浅黄，周边常有红晕，直径在0.5cm以内（同时出现1个至数个），很痛。发病原因系与细胞免疫功能降低有关，又与遗传因素密切相关。以消化障碍、精神紧张、睡眠不足、缺锌、缺铁或接触某些化学物质为诱发因素，属自身免疫性疾病。

（二）如何合理地选用药物

外涂四环素可的松眼膏，或将苯海拉明或酮替芬片研成细末，涂于患处，1日数次。

口含，甲硝唑片或度米芬片，1日口含4～6片。

含漱，复方硼砂含漱液或西比氯铵含漱液，含漱其溶液，1日4～6次。

外用中成药，取少量冰硼咽喉散、冰矾清毒生肌散，撒敷患处，1日2～3次。

冰硼咽喉散　清热解毒、消肿止痛。用于咽部、齿龈肿痛，口舌生疮。

冰矾清毒生肌散　清热解毒、生肌止痛。适用于缓解口疮局部肿痛症状。

（三）医生告诉您怎样保养调理

本病系自身免疫性疾病，当抵抗力低下时易发作，所以，当您有其他慢性病（如消化性溃疡、贫血、迁延性肝炎等）时，应积极予以治疗，同时注意休息，保持口腔卫生，补充适量维生素，以减少复发，力求能痊愈。

（四）您是不是应当去医院

1. 本病有一种较重类型，溃疡为单个，直径在 1～2cm 以上，溃疡向黏膜深处发展，称为复发性坏死性黏膜周围炎，开始的症状与轻型一致，但溃疡逐渐扩大，呈紫红或暗红色，边缘不规则，隆起似花瓣，中央凹陷似弹坑，红晕明显，底部有微硬的硬节，全身症状有淋巴结增大、头痛、发热等。此种严重的复发性阿弗他口疮，有恶变成癌的可能，因此，应速去医院检查诊治。

2. 除复发性口腔黏膜口疮外，如同时还有皮肤红斑或毛囊炎、生殖器与肛门也出现溃疡等，应及时去医院诊治。

十四、慢性牙龈炎

（一）病情的分析判断

人们对牙龈出血很害怕，误认是得了坏血病（维生素 C 缺乏）或是白血病的反应。的确，缺少维生素 C、患白血病以及其他全身性疾病，也有牙龈出血症状，但都不是牙龈出血的常见原因，最常见的原因，还是慢性牙龈炎。

牙龈是一个娇嫩的黏膜，有丰富的血管，边缘紧贴在牙齿颈部，形成了一条整齐的波浪形曲线；在牙与牙龈之间有一条环状的 1～2mm 深的小沟（龈袋）；牙与牙之间，又存在一条自然缝隙（牙缝）。这种牙缝在牙齿不整齐的人中更易看出。

由于食物碎屑很容易嵌塞在牙缝和龈袋内，唾液中的钙盐也就很容易沉积在这些地方，多种厌氧菌更以此为温床而大肆繁殖。这些斑块如果没有得到彻底清除，它们就会形成牙垢或牙石，并紧贴在牙颈部的牙面上（特别是内侧），甚至伸展至龈下。牙垢和牙石经常给牙龈以多种（理化、生物）的不良刺激，结果导致慢性牙龈炎，出现红、肿、溃烂、出血等症状。本病病程长，可持续多年。

牙龈出血，经常是牙龈发炎的结果；发炎又是牙垢、牙石刺激所致；牙垢、牙石的形成是没有经常彻底清除堆积在牙缝和龈袋中的食物碎屑和钙质所引起。刷牙漱口是清除这些病因的最有效方法。慢性牙龈炎是没有正确、经常地刷牙漱口的结果。预防牙龈出血的好办法是早晚有效地刷牙，饭后漱口。

（二）如何合理地选用药物

1. 用棉签蘸浸有3%过氧化氢溶液（双氧水），涂搽牙龈缘，见有气泡形成，即用温水漱口。然后涂以2%碘甘油或碘附。每日3次，直至牙龈痊愈为止。

2. 甲硝唑片，口含，1日4～6次。还有西地碘片、度米芬含片，可任选其一。

3. 含漱，复方硼砂含漱液或西比氯铵含漱液，1日4～6次。

（三）医生告诉您怎样保养调理

1. 到口腔科由医生及时清除口腔内的牙垢和牙石，但切忌自己用刀去刮，以免造成伤害。

2. 患病后，用生理盐水或药物含漱液漱口，漱时要紧闭口腔，用双颊及唇、舌，充分活动漱口液，使其反复冲击牙隙及各处之食物残渣，然后吐出。

3. 养成好的咀嚼习惯，慢慢咀嚼，既可促进消化液分泌，利于食物充分消化，又可促进循环，有利于牙周组织的健康。改掉单侧咀嚼的不良习惯。

4. 早晚叩齿，上下用力叩敲数十次，有改善循环，促进牙龈组织新陈代谢的作用。

5. 正确刷牙，不论前后都要竖着刷，并在每个部位坚持数十次，早晚各刷1次，彻底清除缝隙中的菌斑和残留物。

6. 牙龈按摩，食指放在牙龈上，做局部小圆旋转的移动按摩动作，然后漱口，使每个牙齿所属的牙龈区都受到按摩，反复做数次。

（四）您是不是应当去医院

1. 如果正确而仔细地刷牙、叩齿、牙龈按摩等，仍有自发性出血或刷牙出血。

2. 如果是牙咬合错位，不易清洁或牙间隙过大，就应当进行矫正。

上述情况，均应去医院口腔科诊治。

十五、倒牙（牙本质过敏）

（一）病情的分析判断

人到中年，身体各个组织器官的功能都在下降。有的人牙齿一遇到冷、热、酸、甜的食物，就会发软、发酸、发痛，甚至在刷牙时，牙刷毛一碰牙齿也会感到酸痛。不去刺激它，不用冷水，不适感就会消失。这就是牙本质过敏，有的称之为“倒牙”。

正常情况下，牙本质是被牙釉质（又叫珐琅质）所覆盖而不与外界接触。磨损、腐蚀、龋齿等原因，会导致其缺损而使中间层的牙本质暴露出来，就会有各种不适症状。身体欠佳，抵抗力下降时，这种症状更明显。

（二）医生告诉您怎样保养调理

1. 经常咀嚼茶叶、大葱、大蒜、生姜等，以此来消除过敏。

2. 长期使用含氟化物的牙膏刷牙来脱敏。

3. 避免咀嚼过硬的食物，或用牙去咬过硬的东西（如啤酒瓶盖等）。

（三）您是不是应当去医院

如果是由龋齿所致，或是由于楔状缺损所引起，就应去医院补牙。

十六、牙　　痛

（一）病情的分析判断

“牙疼不是病，疼起真要命”，这是人们对牙痛的生动描述。能引起牙痛的疾病很多，又可分为全身性疾病和口腔疾病两类，但口腔疾病更常见。

口腔疾病可分为牙本质过敏、牙龈充血、牙龈炎、根尖炎、牙周炎、牙周脓肿、牙槽脓肿、冠周炎、冠周脓肿等。

（二）如何合理地选用药物

1. 牙本质过敏的处理方法见倒牙（牙本质过敏）项下。

2. 牙龈充血，除按牙本质过敏处理外，还可口服止痛片，针刺或按压合谷穴（拇指和食指合并时手背纹的末端处），以缓解疼痛。

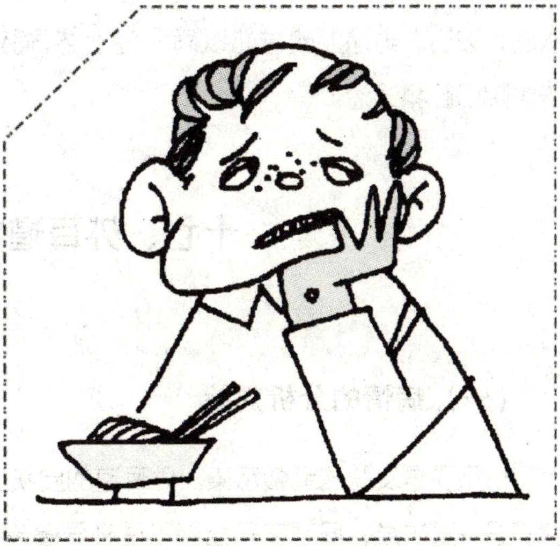

3. 牙龈炎、根尖炎多系龋齿所引起，要先将龋齿洞里的污物排出，然后放入一个浸有碘甘油或碘附的棉球，同时口服止痛片，针刺或按压合谷穴止痛。

4. 牙周炎、冠周炎，多为胀痛，以3%过氧化氢溶液（双氧水）揩洗牙龈，去除污物。漱口后，涂以碘甘油。口服消炎药和止痛片，并针刺或按压合谷穴止痛。

（三）可以选用的中草药

1. 取晒干的徐长卿根15g，加水1500ml，煎至500ml。牙痛时含服30ml，可缓解牙痛。

2. 取鲜碎米棵（又名草豆棵、牙痛草）30～60g，加水500ml，煎1小时，去渣内服。可治疗牙龈炎、牙周炎等所引起的疼痛。

3. 取切碎晒干的马鞭草30g，水煎服，每天1剂。对牙周炎、牙龈炎甚至牙槽脓肿等所引起的牙痛，有较好的止痛消炎作用。

4. 白马骨、蒲公英、犁头草各15g，威灵仙10g，水煎服，每天1剂，对牙周炎、牙周脓肿、智齿冠周炎均有明显的镇痛消炎作用。

（四）您是不是应当去医院

1. 如果经上述方法处理后，症状仍不缓解，应速去医院口腔科诊治。

2. 如果系龋齿所引起，应去医院口腔科治疗龋齿。

3. 牙周脓肿、牙槽脓肿、冠周脓肿，均为局部化脓性疼痛，为暂时缓解疼痛，可用碘甘油或碘附擦净局部后，用消毒针刺破脓肿让脓液流出，搽上双氧水后，漱口，再涂上碘甘油以后（经上述排脓处理可缓解剧烈疼痛），应及时去医院口腔科诊治。

十七、外耳道疖肿

（一）病情的分析判断

长疖子是皮肤的毛囊感染。外耳道的皮肤上面也有毛囊、皮脂腺、汗腺等，它们是一道防线，但当它们抵挡不住外界侵袭时，就会因受感染而长疖子。如

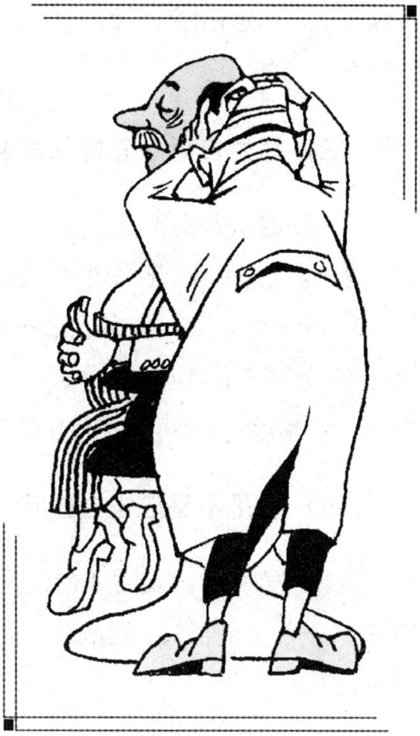

用不干净的东西去用劲挖耳朵，使某一局部受损而感染；或在游泳后未使存水流尽，使外耳皮肤被泡软，抵抗力下降，细菌乘机而入。糖尿病、贫血等也是诱因之一。

①早期症状是耳痛，有时痛得难以忍受，耳道内的皮下脂肪少，故疼痛明显。儿童则疼得烦躁不安、哭闹不已，甚至抓耳挠腮地大哭；②张口说话或咀嚼食物时疼得更厉害；③牵拉或触动耳郭会使疼痛加重（此点与急性中耳炎相区别，中耳炎在耳的深部，牵拉或触动耳郭不会引起疼痛）；④用手电照看，可见耳道口内红肿，若发病已有3~5天，还可以看到红肿处有脓头。

（二）如何合理地选用药物

1. 用75%乙醇（酒精）蘸湿的棉签轻轻擦拭耳道，使之消毒灭菌，再涂抹上2%碘甘油或碘附。然后滴用滴耳油，每次2~3滴，1日3~5次。或用红霉素眼膏涂于红肿处。

滴耳油，清热解毒，消肿止痛。用于耳内生疮，肿痛刺痒，破流脓水，久不收敛。

2. 口服金莲花片或穿心莲片，1日3~4次。

穿心莲　能增强人体的免疫抗感染能力，有退热消炎作用。常用的是穿心莲浸膏片，每片含浸膏0.125g，每次服4~6片，1日3~4次。也可将片剂用水调匀后敷患处。本品还有胶囊剂、丸剂和冲剂。

金莲花　浸膏片，每片相当于原药1.5g，有清热解毒，祛痰消肿功效，有抗菌作用。常用于耳部感染的治疗。每次 3～4 片，1 日 3 次。本品还有冲剂和口服液。

（三）医生告诉您怎样保养调理

1. 游泳前，应当先去医院检查一下耳朵，看耳内是不是有“耳屎”（耵聍）存在。如有耳屎，应由医生取出。

2. 游泳时，可选用比较合适的耳塞，以防耳内进水。一旦进水，应用消毒棉签将存水拭去，并擦拭干净。

3. 不能用一些不干净的硬东西去挖耳。一旦患了耳疖，应暂停下水游泳。

（四）您是不是应当去医院

如果病程太久，超过了 1 周，而疼痛又未见减轻，应去医院诊治，必要时将耳疖切开，引流脓液，再涂上抗菌药物。

十八、耳郭外伤

（一）病情的分析判断

人的耳朵分为外耳、中耳、内耳三部分。外耳又分为耳郭和外耳道。耳郭就是耳朵外边的那一部分。

耳郭受外伤大致有三种情况。

1. 耳郭表皮擦伤只是耳郭表面的皮肤擦伤，虽然流了血，但是没有伤及皮下组织和软骨。如耳部受了挤压、挫伤后所形成的外伤。

2. 耳郭挫裂伤伤口边缘不整齐，表皮有缺损并伴有皮下组织的损伤，有的还可以见到有耳软骨外露。

3. 耳郭断裂伤如刀砍、刀切、刀刺等锐器伤。伤口边缘整齐，表皮、皮下组织、软骨全层断裂，由伤口断面可以见到分明的层次。有的部分组织已断裂离体。

（二）如何合理地选用药物

1. 在家中处理的，应当是耳郭表皮擦伤这种较轻的外伤，首先是用生理盐水（煮沸后放凉）清洗创面，务必将污物清洗干净。

2. 伤口清洗后，用棉签蘸75%乙醇（酒精）擦拭伤口及其周围。注意擦拭时要由伤口中心向周围逐渐扩大（由里向外转），以避免伤口污染。

3. 酒精擦拭后3分钟，在伤口上涂以2%碘甘油或碘附，注意保持创面干燥，有利于表面尽快形成保护性的干痂。如周边环境卫生条件较差，涂药后还应贴上创可贴。

（三）医生告诉您怎样保养调理

1. 干痂形成后，切忌自行将痂揭掉，应当让其自行脱落，它可以在创面愈合上起保护作用。

2. 除了局部处理外，如果周围环境卫生条件较差（如农村、林区、工地等），容易感染，或伤口已出现红肿时，可内服抗菌药物，如金莲花、穿心莲等（二者均有片剂、冲剂、口服液等）。金莲花，每次3～4片，1日3次。穿心莲，每次4～6片，1日3～4次。

（四）您是不是应当去医院

1. 只有耳郭表皮擦伤，可在家中处理。如遇耳郭挫裂伤及耳郭断裂伤，应速去医院，由医生处理。

2. 如果耳郭断裂，并有组织离体，去医院时尽可能要找到离体组织（力求放入冰筒、冰盒内），和病人一起送医院。

3. 在家中处理的表皮擦伤，如果伤口一旦出现了红、肿、热、痛等症状，说明伤口已经发炎了，应及时去有耳鼻喉科的医院治疗，以防耳郭软骨因感染而引起化脓、坏死，使耳郭形成永久性畸形，再进行手术就更困难了。

十九、耳郭冻伤

（一）病情的分析判断

耳郭是我们耳朵突出的外耳部分，它的皮肤比较薄，中间包裹着软骨，由于缺少皮下脂肪的保护，其血管又很表浅，遇冷时血管受冷收缩，局部血管缺血，耳郭组织缺氧、缺乏养料，故极易发生冻伤。

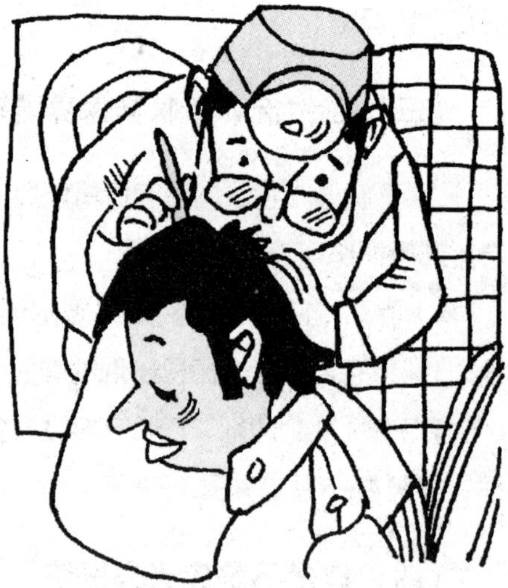

耳郭冻伤有两种情况。

1. 轻冻伤局部红肿发紫，有烧灼感，发痒，逐渐感到刺痛，随之在紫红色肿块皮肤上，出现了黄色水疱；水疱破裂后，表面结痂；痂表脱落后，新生的皮肤呈粉红色，发亮。若再度遇冷时此处最易于复发。

2. 严重冻伤耳郭完全丧失知觉，可出现干性坏死，甚至耳郭组织部分脱落（耳朵冻掉一块），造成终身缺损而残废畸形。

（二）如何合理地选用药物

1. 在室外用两个手掌轻轻地按摩两边耳郭（不可过分用力），在冷处按摩轻揉，使耳郭局部因血液循环流畅而逐渐变得温和，使冻伤的耳郭在按摩下逐渐恢复知觉。

2. 局部用冻疮膏或樟脑膏、水杨酸甲酯（冬青油）软膏或搽剂、松节油搽剂，在局部涂布，并加轻揉，1 日数次，促进血液循环而使局部血流通畅。

冻疮破溃者禁用。对于易冻伤的老年人，可涂肝素钠乳膏来防治。

肝素钠乳膏　含肝素钠和维生素E，肝素钠具有抗凝和抑制血小板聚集作用，能改善皮肤血液循环，促进其新陈代谢。用于早期冻疮、皲裂、溃疡、湿疹及浅表性静脉炎和软组织损伤。

3．中成药外用，可局部选用涂布京万红油膏、风油精、驱风油。

4．中成药内服，可用三七片或史国公药酒。

三七片　常用止血化瘀药。口服，每次5～10片，1日1～2次。外用，剥去糖衣，研成极细粉敷患处。

史国公药酒　著名的风湿痹症药。含玉竹、鳖甲（醋酥）、白术（麸炒）、牛膝、桑寄生、蚕砂、川芎、防风、木瓜、当归、红花、甘草、羌活、独活、续断、鹿角胶、红曲、白酒（含乙醇量38%～43%）。祛风除湿，活血通络。主治风寒湿痹，骨节疼痛，四肢麻木。口服，每次15～30g，1日2～3次。

（三）医生告诉您怎样保养调理

1．不论冻伤轻重，千万不可立即到热的室内去烤火或用热水袋、热毛巾等突然加温，以免引起血管痉挛，而造成局部坏死。

2．如果周边环境尘土多，卫生条件较差（如工地、农村、林区等），为了防止继发感染，应口服抗菌药物3天，如金莲花（每次3～4片，1日3次）或穿心莲（每次4～6片，1日3～4次）。

（四）您是不是应当去医院

1．经过自我治疗后，冻伤处仍疼痛不止或创面屡有黄疱而不愈，应速去医院诊治。

2．冻伤处组织坏死破溃甚至有软骨暴露时，应立即到医院进行手术治疗。

二十、外耳道异物

(一) 病情的分析判断

盛夏之夜，群虫乱飞，不论是在室外散步纳凉，还是在室内睡眠休息，都难免受到小虫子的袭击，有的还会窜入耳内，令人感到惊恐，婴幼儿则不免大哭大叫，使人不安。

(二) 如何合理地选用药物

1. 让病人侧卧，病耳朝上，然后取少量食用油(花生油、香油均可)，滴入耳内，5～10 分钟后，用棉签将油及小虫拭出，此时，小虫子已淹粘在油中了。

2. 如外耳道被虫子咬伤，不论是否疼痛，均可用棉签蘸2%碘甘油或碘附轻轻涂搽。

(三) 医生告诉您怎样保养调理

切不可用不洁的硬物挖取，以免使小虫子受刺激后，会在耳朵里窜得更厉害，加重耳道损伤，甚至会顶破耳膜，造成听力损害。

(四) 您是不是应当去医院

小虫子如果死在耳朵里，又取不出来，可速去医院，由医生取出，切不可留在耳朵里，以免造成感染。

二十一、晕车、晕船

（一）病情的分析判断

晕车、晕船、晕飞机统称为运动病（也称晕动病）。这是因为人体不能适应速度变化所引起的疾病。快速运动时视觉和内耳感觉器官都受到强烈刺激，于是会发生头晕、目眩、恶心、呕吐、面色苍白出汗等症状，尤其是呕吐表现得尤为突出。

人体内感觉平衡的器官是在内耳的前庭，前庭功能（对运动变化反应）比较敏感的人，就容易发生运动病。内耳有障碍的聋哑人（对运动反应不敏感），就没有晕车、晕船反应。

感冒、体弱多病、睡眠不足、空腹、过饱、疲劳、酒后和神经紧张，都是本病的诱发因素。

晕车的人很痛苦，除个体差异以外，还与遗传、神经类型关系极为密切。

（二）如何合理地选用药物

1. 西药

茶苯海明（乘晕宁）　是苯海拉明和茶碱的混合物，有镇吐、防晕和镇静作用，可用于运动病及妊娠所引起的恶心呕吐。每次 25 ~ 50mg，1 日 3 次，乘车船可在乘前半小时服。

东莨菪碱　本品是由颠茄、莨菪等中提出的生物碱。作用与阿托品相似，具有兴奋中枢、抑制分泌、扩张毛细血管、改善微循环及抗晕车、晕船、抑制呕吐等作用。口服，每次 0.2 ~ 0.6mg，1 日 3 次。青光眼病人忌用。

地芬尼多　抗晕车、晕船，常用其膜剂（贴片），1 日用 1 贴，有长效作用。本品能增加椎基底动脉血流量，扩张痉挛的血管；调节前庭系统活动，抑制呕吐中枢及催吐化学敏感区，有较强的防眩晕及止吐作用，特别是对内耳前庭和内耳膜迷路有较好的作用。可用于各种原因引起的眩晕、呕吐。口服其片剂：每次25～50mg，1日3次。

2. 中成药

二天油　祛风兴奋药。用于伤风感冒，舟车眩晕，中暑。涂擦额角、眉心。

藿香正气水　参见内科病热伤风项下。

六合定中丸、清凉油、十滴水、仁丹　参见内科病中暑项下。

清凉含片　含薄荷、葛根、乌梅肉等。清热解暑，生津止渴。用于受暑受热，口渴恶心，烦闷眩晕，咽喉肿痛。含服，每次2～4片。

耳聋左慈丸　养阴通窍药。含磁石（煅）、熟地黄、山茱萸（制）、牡丹皮、山药、茯苓、泽泻、竹叶、柴胡。滋肾平肝。主治肝肾阴虚，耳鸣耳聋，头晕目眩，也用于肝肾阴虚所致的视力模糊等症。口服，大蜜丸每次1丸，水蜜丸每次6g，小蜜丸每次9g。1日2次。

龙胆泻肝丸　清肝利湿药。含龙胆、柴胡、黄芩、栀子（炒）、泽泻、川木通、车前子（盐炒）、当归（酒炒）、地黄、甘草（蜜炙）。清肝胆，利湿热。主治肝胆湿热，头晕目眩，耳鸣耳聋，耳肿疼痛，胁痛口苦，尿赤涩痛，湿热带下。口服，每次3～6g，1日2次。孕妇慎用。

阴虚阳亢引起的头痛还有薄荷锭(外搽太阳穴)。

（三）医生告诉您怎样保养调理

1. 晕车晕船时，可口含或服用仁丹数粒，用清凉油（或风油精）涂于两侧太阳穴表面。伴有恶心时用指尖按压合谷穴（拇指和示指并合时的肉纹末端处）或内关穴（手掌与手臂内侧横纹往上2寸）。

2. 晕车症状较重者，应停车休息片刻。最好的办法是在乘车船前半小时服用茶苯海明片1片。乘车时，应坐在车中端靠窗通风处，因前边汽油味太大，车后部又过分颠簸，易于发病。倒座也易于诱发，应注意避免。

3. 乘车前，不宜过饱或过饿，适当进食，避免食用油腻或不易消化的食物。

4. 身体的平衡锻炼（如飞行员及海员的特殊训练）可以使人体逐步适应，

使平衡器官增强耐受性。

5. 平时坚持做头部操，即头部依次向前、后、左、右侧循环运动，同时多次做原地自转动作，锻炼时要循序渐进，逐步进行。

6. 精神放松，不要有恐惧心理，乘车前可服用谷维素 2～3 片，或口含仁丹数粒。

（四）您是不是应当去医院

一般晕车症状是剧烈呕吐，下车后多可缓解，无其他不适。如病情较重，呕吐后还有精神萎靡、虚脱等症状时，应及时去医院诊治。

二十二、梅尼埃病

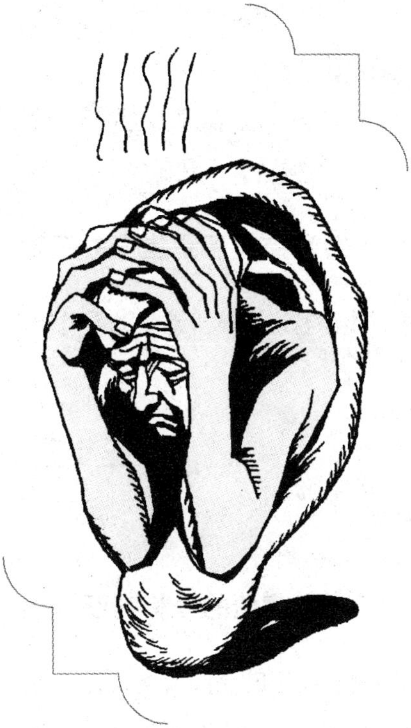

（一）病情的分析判断

梅尼埃病曾用名是“美尼尔病”，又名内耳眩晕症或内耳膜迷路积水。本病的特点是起病急，耳闭、耳鸣、耳聋、眩晕、恶心、呕吐。症状可持续发作数小时至数日。以后又有可能间歇发作，每周、每月或每年发作一次不等。如频繁反复发作，可损害内耳而导致听力下降。

（二）如何合理地选用药物

1. 西药

茶苯海明（乘晕宁）　口服，每次 25～50mg，1 日 2～3 次。

东莨菪碱　有兴奋中枢、抑制分泌、扩张毛细血管、改善微循环及抗晕车船、抑制呕吐等作用。每次0.2～0.6mg，1日3次。青光眼病人忌用。梅尼埃病常用其膜剂（贴片），有长效作用。

地芬尼多（眩晕停）　本品有较强的防晕止吐作用，特别是对内耳前庭和内耳膜迷路有较好作用，可用于各种原因引起的眩晕呕吐，对梅尼埃病效果尤佳。每次25～50mg，1日3次。

异丙嗪（非那根）　有良好的中枢抑制和镇吐作用，对抗眩晕效果也好。每次12.5～25mg，1日2～3次。

烟酸　每次50～100mg，1日3～4次，是一种能扩张毛细血管的B族维生素，血管扩张后，本病即可缓解。

2. 中成药　可选用二天油、耳聋左慈丸或龙胆泻肝丸。

（三）医生告诉您怎样保养调理

1. 注意增强体质，生活规律，心情愉快，消除疑虑和避免过度紧张，发作时要卧床休息。

2. 低盐少盐饮食，忌食辛辣等刺激性食物，禁烟酒。

3. 发作时，不要单独外出，禁止高空作业和快速运动。

（四）您是不是应当去医院

如自我治疗休养无效，反复发作时，应及时去医院诊治。

二十三、鼻　出　血

（一）病情的分析判断

鼻子出血的原因很多，如儿童的鼻外伤或鼻异物（玩耍时塞入）。传染病的突然高热、鼻腔有疾病（如鼻炎、外伤、鼻有出血点或鼻中隔弯曲）、血液病者和高血压病人也容易发生鼻出血。

一般鼻出血是单侧鼻腔少量多次的出血，每次出血量少于 50ml。当环境过于干燥时，会因为鼻黏膜破裂而引起出血。

（二）如何合理地选用药物

1. 用包了冰块的毛巾敷在前额、颈侧，以促使血管收缩而止血。

2. 两手指直接压迫两侧鼻翼，稍用力压向鼻中隔，这就是压迫止血法。

3. 用**复方薄荷滴鼻剂**（含薄荷、樟脑）滴鼻，以保持鼻腔的湿润度，避免因过于干燥而使破损处流血。

4. 高血压患者，应同时测血压（看血压是否高），如过高，应及时服用**降压药**。

5. 如出血较多，可用蘸有**碘附**和**2%碘甘油**（也可用 1%麻黄碱液）的吸收性明胶海绵，尽可能深地塞入出血一侧的鼻腔内。

（三）医生告诉您怎样保养调理

1. 上述各种止血法，只要认真操作，流血会逐渐减少至停止，不可操之过急。

2. 普通鼻子出血，一般都不会有太大危险，所以不必过于惊慌。止血后要注意寻找出血因素，如平时是不是有挖鼻孔的不良习惯等，应当注意改正。

（四）您是不是应当去医院

1. 出血量较大（超过 50ml）。

2. 一侧鼻腔出血或鼻涕带血，同时还有头痛、出血侧面部痛、眼痛、鼻堵塞等症状。

3. 双侧鼻腔反复多次出血。

上述情况，均应及时去医院诊治。

二十四、鼻　炎

（一）病情的分析判断

鼻炎是由轻度感染所引起的鼻部炎症。症状是双侧鼻腔交替堵塞，侧卧时，靠下的一侧堵塞。

（二）如何合理地选用药物

1. 西药

麻黄碱滴鼻液　可使皮肤、黏膜和内脏血管收缩，用于鼻部可减轻鼻充血，缓解因感冒引起的鼻塞症状。用于急慢性鼻炎及感冒鼻塞等。滴鼻，1 次 1 ~ 2 滴，1 日 3 ~ 4 次，滴鼻时应采取立式或坐式。连续使用不得超过 3 天。鼻腔干燥及萎缩性鼻炎禁用。

萘甲唑林滴鼻液　可直接引起血管收缩，从而减轻炎症所致的充血和水肿。用于伤风、鼻炎、鼻充血等。用法和注意事项同盐酸麻黄碱滴鼻液。

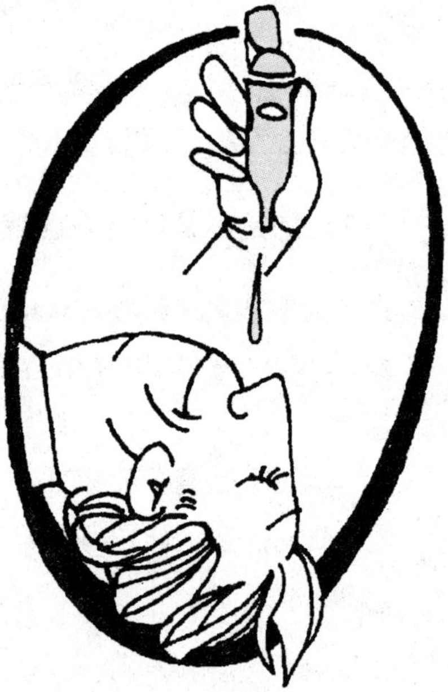

羟甲唑啉滴鼻液　具有直接引起血管收缩的作用，从而减轻炎症所致的充血和水肿。用于急慢性鼻炎、鼻窦炎、过敏性鼻炎。用法和注意事项同盐酸麻黄碱滴鼻液。

赛洛唑啉滴鼻液　具有直接引起血管收缩的作用，从而减轻炎症所致的充血和水肿。用于减轻急慢性鼻炎、鼻窦炎等所致的鼻塞症状。用法和注意事项同盐酸麻黄碱滴鼻液。

呋麻滴鼻液　呋喃西林（含硝呋醛）、盐酸麻黄碱。呋喃西林对革兰阳性菌、革兰阴性菌均有抑制作用；盐酸麻黄碱可直接引起血管收缩，从而减轻炎症所致的充血和水肿。用于急慢性鼻炎和鼻窦炎。滴鼻，1次1～3滴，1日3～4次。

2. 中成药

鼻窦炎口服液　含辛夷、苍耳子、柴胡、龙胆草等。通利鼻窍。主治因感冒引起的鼻塞不通，流黄稠涕，急慢性鼻炎，鼻窦炎。

如系感冒所引起，应同时选用下列抗感冒中成药，如风寒（风热）感冒冲剂、桑菊感冒片、板蓝根冲剂、双黄连口服液、银翘解毒片、羚翘解毒片。如系小儿可口服小儿感冒冲剂、小儿热速清口服液、金银花露，或口服解热西药阿司匹林或对乙酰氨基酚（扑热息痛）。

（三）您是不是应当去医院

1. 鼻子堵塞严重，并固定于一侧不缓解。
2. 鼻涕中带血，并固定于一侧。
3. 鼻塞的同时，还有泪溢、头痛、眼痛等症状。

上述情况，应及时去医院诊治。

二十五、过敏性鼻炎

（一）病情的分析判断

过敏性鼻炎一般可分为两类。

1. 常年性过敏性鼻炎，没有季节性，随时都可能发作，但在季节变化或寒冷的冬季更易发病。

2. 季节性过敏性鼻炎，在每年某一季节发作，但以第一类较多见。

病原主要是吸入物（如灰尘、动物毛、皮屑、化学粉末、花粉等）、食物、细菌，天气、药物也可引起。症状是来得快、去得快。发作时，鼻腔发痒，连续打喷嚏，有时一连十多个，甚至几十个，接着流清鼻涕、鼻塞、头昏、头痛等。但症状大多在短时间内消退，呈阵发性发作，与感冒无关。

（二）如何合理地选用药物

1. 西药

复方萘甲唑啉喷雾剂 含萘甲唑啉和氯苯那敏。萘甲唑啉，可直接引起血管收缩，从而减轻炎症所致的充血和水肿；氯苯那敏为抗组胺药，可减轻变态反应引起的症状，如鼻痒、水肿或充血。两药具有协同作用。喷鼻，每4～6小时1次，每次每侧鼻孔喷雾1～2喷，每日不超过6次。

丙酸倍氯米松鼻气雾剂 为糖皮质激素类药物，具有较强的局部抗炎与抗过敏作用。用于预防和治疗常年性及季节性过敏性鼻炎。鼻腔喷入给药，1次每鼻孔2揿，1日2次；也可1次每鼻孔1揿，1日3～4次。1日总量不超过8揿。

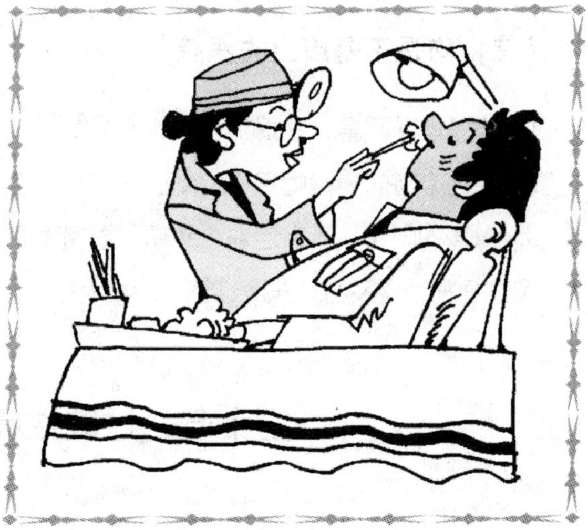

酮替芬鼻吸入气雾剂 兼有组胺 H_1 受体拮抗和抑制过敏介质释放的作用。抗过敏作用强而持久，故对预防各种支气管哮喘发作及过敏性鼻炎均较好。常用于预防过敏性鼻炎。用前摇匀成混悬状，揿压喷头阀门即有相当量药物微粒喷出。用时将装在气雾剂上的鼻腔专用喷头对准鼻腔孔倒喷，在吸气时揿压1次，喷时须将另一鼻孔用手堵住。1次1～2揿，1日2～3次。

异丙嗪（非那根）　具有抗过敏、镇吐、抗晕动等作用，还有镇静作用，但对心血管没有影响。睡前服25mg即可，或每日60mg，分2～3次服。儿童，1～5岁，5～15mg；5～10岁，10～25mg，睡前服，或分2次在1日内服完。

氯苯那敏（扑尔敏）　本品的抗过敏作用很强，略可引起困倦感。对过敏性鼻炎效果良好。成人每次4mg，1日2～3次。儿童，1岁以下，每次1mg，1日2次；1～5岁，1～2mg，1日3次；6～12岁，2～4mg，1日3～4次。在美国，建议2岁以下婴幼儿不用此药。

苯海拉明　有抗过敏、镇静、镇吐及抑制分泌的作用。对过敏性鼻炎，尤其是花粉等异物引起的效果最好。口服，成人，每次25～50mg，1日2～3次。儿童，体重超过9千克者，每次25～50mg，1日2～3次；或按每日每千克体重5mg计，分2～3次给药。

色甘酸钠（咽泰）　有预防过敏作用，可以抑制过敏性介质的释放。通常是将其干粉喷进鼻孔，喷时吸气，对过敏性鼻炎疗效良好。每侧鼻孔每次用10mg喷入，1日4次。或用2滴或4滴滴鼻液滴鼻或用喷雾器喷入，每次喷入量为色甘酸钠5mg，1日喷6次。

酮替芬　为新型抗过敏药，兼有抗过敏及预防过敏介质释放的双重作用，抗过敏作用强于扑尔敏，预防作用强于色甘酸钠。口服，成人，每次1mg，1日2次，预防时，可每次先服0.5mg，一周以后再增加为1mg。口服，小儿，4～6岁，每次0.4mg；6～9岁，每次0.5mg；9～12岁，每次0.6mg，1日2次。开始服药时，如有头晕、目眩、头痛、恶心等反应时，可先服半量一周，再逐渐增至全量。

东莨菪碱　治疗过敏性鼻炎，可用其膜剂（贴片），1日1贴，贴上后有长效作用。

2. 中成药

苍鹅鼻炎片　清热解毒，疏风通窍。用于风热蕴毒所致的过敏性鼻炎、慢性单纯性鼻炎及鼻窦炎引起的头痛、鼻塞、流涕。口服，1次3～4片，1日3次，饭后服。

鼻炎康片　清热解毒，宣肺通窍，消肿止痛。用于过敏性鼻炎、急慢性鼻炎。口服，1次4片，1日3次。

（三）医生告诉您怎样保养调理

1. 本病是人体的一种不正常的免疫反应，目前尚无根治的特效疗法，因此，只能通过用药来减少发作和减轻症状。

2. 目前，较有效的治本疗法是寻找过敏原（用各种过敏物去探索试验），找出后，就竭力避免接触这种过敏原，以减少发病。

（四）您是不是应当去医院

过敏性鼻炎可以进一步发展为鼻窦炎（鼻塞严重，且有较多的分泌物），应速去医院诊治，必要时手术治疗。尤其是细菌所引起的变态反应性鼻窦炎，手术配合抗菌药物治疗，效果较好。

二十六、鼻腔疖肿

（一）病情的分析判断

鼻疖是发生在鼻腔前庭皮肤上的疖肿，主要是由金黄色葡萄球菌引起。金葡菌常寄生于人体的鼻腔、喉头等处，当人体抵抗力降低（如感冒或过于劳累等）时，就容易发病。初起时呈局部红肿，严重者可逐渐蔓延至上唇或颊部。在家中自我治疗的多系初起的轻症，以局部热敷和局部用药为主，但千万不可挤压，以免细菌通过血液循环进入颅内，而引起颅内感染——海绵窦血栓性静脉炎，如治疗不及时可以引起失明，甚至死亡。

一般是以鼻尖为中心的面部红肿，包括鼻尖、上唇、鼻周围软组织。较重者，有发热，并有较剧烈的疼痛和触摸痛。

（二）如何合理地选用药物

1. 用温热的生理盐水或0.1%依沙吖啶（利凡诺）液或1∶1000苯扎溴铵

（新洁尔灭）液，蘸湿纱布或手巾后敷局部患处（不断换热手巾），每次热敷20分钟。

2. 局部涂以红霉素软膏或四环素可的松膏。

3. 口服中成药，鼻窦炎口服液或通窍鼻炎片。

4. 外敷如意金黄散。

（三）医生告诉您怎样保养调理

1. 注意患病处的清洁卫生，但千万不可为排脓而挤压疖肿患处，以免引发颅内感染。

2. 每天热敷之前，一定要小心仔细地用75%乙醇（酒精）或生理盐水将红肿的皮肤表面的不洁分泌物等清理干净。

3. 口服药物时，要大量饮水，这不仅可以使药物能更好更快地吸收，通过大量排尿，还可使体内毒素更快地排出。

（四）您是不是应当去医院

1. 经上述自我治疗1~2天后，仍未见退烧，红肿范围还在不断扩大，疼痛也未消除时，应及时去医院诊治。

2. 体温不但未降，还有所升高，头痛加剧，伴有恶心、呕吐、眼睛痛，甚至视物不清等症状时，应及时去医院检查诊治。

二十七、孩子睡觉时张口呼吸

（一）病情的分析判断

6岁以下的小儿，在以下几种情况会出现睡觉时张口呼吸的情况，应引起家长们的密切注意。

1. 这个年龄组的小儿，鼻腔内某些正常的组织结构正处在发育中，相对比较大，阻塞了鼻道，或口腔、鼻道后端的腺体过度肥大，阻塞了后鼻道。

2. 患急性鼻炎、鼻窦炎时，鼻腔有较多的分泌物，阻塞了鼻道。

（二）如何合理地选用药物

1. 用棉花签浸泡含薄荷、樟脑的复方薄荷滴鼻剂后，深涂鼻腔。

2. 口服中成药：选用鼻窦炎口服液、通窍鼻炎片等。除上述药物外，还可加服穿心莲片或金莲花片。

3. 如有轻度感冒，还可选用解热药阿司匹林或对乙酰氨基酚（扑热息痛）。

（三）医生告诉您怎样保养调理

要有适当的营养和活动，注意保暖，并经常呼吸新鲜空气，避免上呼吸道感染，以减少鼻道阻塞或腺体因充血而肥大。

（四）您是不是应当去医院

若小儿睡眠时张口呼吸是由于腺体肥大所致，且经久不愈，影响发育时，应去医院耳鼻喉科检查，是否需要手术治疗。

二十八、孩子经常流鼻涕

（一）病情的分析判断

轻度感冒后未及时处理，小儿就会经常流鼻涕，这不是一件好事，至少说明鼻黏膜充血发炎了。时间一长还会发展为鼻窦炎、中耳炎，甚至会造成肺部感染等。这种长期流鼻涕的呼吸道慢性病，也会影响孩子的生长发育和智力。

鼻腔是呼吸道的起始部分，它的周围骨质有含气的空腔叫鼻窦。这些鼻窦与鼻腔相通；中耳腔也有一条小管与鼻咽部相通。长期流鼻涕是鼻腔发炎、黏

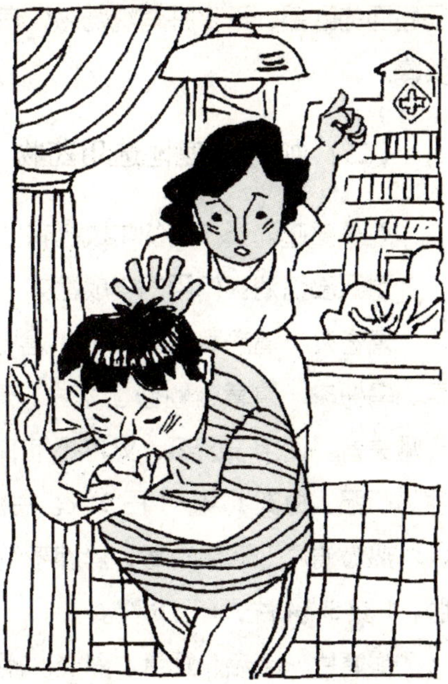

膜肿胀充血，不仅引起鼻塞，而且堵塞了鼻窦开口处，鼻窦因为引流不通畅，引起鼻窦发炎。此时，会有大量的黄色鼻涕，鼻涕流向鼻咽部，还可引起咽鼓管感染而导致中耳发炎。同时，由于长期鼻塞，氧气吸入量不足，小儿晚上睡眠不好，会有头昏、头痛、记忆力不好、注意力不集中、容易疲劳等反应，严重地影响他的学习。由于鼻涕多，睡觉后会流向气管里，又可以引起气管炎、支气管炎，甚至肺炎。所以，小儿经常流鼻涕，应引起家长们的重视，不可掉以轻心。

（二）如何合理地选用药物

1. 口服中成药：选用鼻窦炎口服液或通窍鼻炎片等。

2. 因由轻度感冒所致，可同时选用加服下列药物之一：桑菊感冒片、板蓝根冲剂、双黄连口服液、小儿感冒冲剂、小儿热速清口服液或金银花露等。

（三）医生告诉您怎样保养调理

平时常注意天气变化，及时给孩子增减衣服，以预防伤风感冒。

二十九、急性鼻咽炎

（一）病情的分析判断

急性鼻咽炎多发生于风寒感冒（因受寒）后，嗓子痛，主要疼痛部位在鼻子后面的咽部，干疼并有烧灼感，有的病人会发冷发热，流清水样鼻涕，咳嗽，头痛。

（二）如何合理地选用药物

对鼻部起消炎作用的中成药有：通窍鼻炎片、鼻窦炎口服液，可供选用。

对咽部有消炎作用的中成药如下：

清音丸 清热利咽常用药。含桔梗、寒水石、薄荷、诃子肉（去核）、甘草、乌梅肉、青黛、硼砂、冰片。清音，利咽。主治肺热，胃热，口干舌燥，声哑失音。适用于风热，火毒壅肺，肺失宣肃所致咽喉炎、肿痛、声音嘶哑等症。口服，每次1丸，1日2次。忌烧酒及辛辣之物，风寒音哑者忌用。

热毒清片 清热解毒，消肿散结。用于上呼吸道感染引起的咽喉发炎。口服，1次3~4片，1日3次。

银黄片 清热、解毒、消炎。用于急慢性扁桃体炎，急慢性咽喉炎，上呼吸道感染。口服，1次2~4片，1日4次。除含片外，还有银黄胶囊、银黄口服液、银黄含片。

口含片有：甲硝唑、度米芬、银黄含片等，可任选其一，1日含化4次。

含漱剂有：复方硼砂含漱液、西比氯铵含漱液，任选其一，含漱其液体，1日4~6次。

因常伴有轻度感冒，还可选用解热镇痛药阿司匹林或对乙酰氨基酚（扑热息痛）片或二者之一的其他各种制剂。中成药有桑菊感冒片、板蓝根冲剂、双黄连口服液。小儿有小儿感冒冲剂、小儿热速清口服液、金银花露。可供选用。

（三）医生告诉您怎样保养调理

1. 多喝水，禁烟酒，多食清淡食物，忌食辛辣等刺激性食物。

2. 在用药自我治疗的过程中，要注意咽痛是不是已经减轻，是否还有其他症状。

（四）您是不是应当去医院

如经过上述的自我治疗后2~3天，咽痛不但未减轻，还在加重，脓鼻涕增多，头痛、发热加重，还有耳痛、关节痛等症状，应立即去医院进一步检查治疗。

三十、急性咽炎

（一）病情的分析判断

急性咽炎多为金葡菌感染所致。金葡菌常存在于咽喉及鼻腔等处，平时不发病，抵抗力低下时（如风寒感冒、过度劳累等）常会诱发。症状有咽痛，嗓子发干、有烧灼感。还可能有发热及全身不适，如咳嗽、嗓子发痒及颈部淋巴结肿大等。张口时可以见到咽部由于充血而明显红肿。

（二）如何合理地选用药物

清咽滴丸　疏风清热，解毒利咽。用于风热喉痹，咽痛，咽干，口渴；或微恶风，发热，咽部红肿，急性咽炎见上述症候者。含服，1 次 4 ~ 6 粒，1 日 3 次。

金银花糖浆　清热解毒。用于发热口渴，咽喉肿痛，热疖疮疡。口服，1

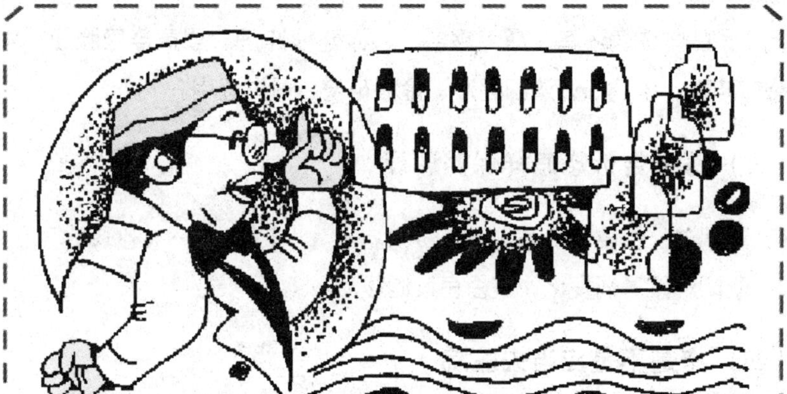

次15～30ml，1日2～4次。

复方鱼腥草颗粒　清热解毒，用于外感风热引起的咽喉疼痛，急性咽炎，扁桃体炎。口服，1次1袋，1日3次。

喉疾灵胶囊　清热解毒，散肿止痛。用于扁桃体炎，急性咽炎，慢性咽炎急性发作。口服，1日3～4粒，1日3次。

桂林西瓜霜　清热解毒，消肿止痛。用于咽喉肿痛，口舌生疮，牙龈肿痛或出血，口疮，急慢性咽喉炎，扁桃体炎，口腔溃疡见上述证候者。外用，喷、吹或敷于患处，1次适量，1日数次；重症者兼口服，1次1～2g，1日3次。还有桂林西瓜霜含片、桂林西瓜霜胶囊等供选用。

对咽部有消炎作用的中成药还有清咽丸（清音丸）。

口含片有：甲硝唑、银黄含片、复方草珊瑚含片等，可选其一，1日含化4次。

复方草珊瑚含片　疏风清热，消肿止痛，清利咽喉。用于外感风热所致的咽喉肿痛，声哑失音，急性咽喉炎属风热证者。含服，1次2片（小片），每隔2小时1次，1日6次；或1次1片（大片），每隔2小时1次，1日5～6次。

含漱剂有：复方硼砂含漱液、西比氯铵含漱液，任选其一，含漱，1日4～6次。

因常伴有轻度感冒，还可选用阿司匹林、对乙酰氨基酚（扑热息痛）或两种药的其他各种制剂（如糖浆剂、肠溶片、缓释片等），它们是世界卫生组织所推荐的解热镇痛药。

抗感冒的中成药还有：桑菊感冒片、板蓝根冲剂、双黄连口服液；小儿有小儿感冒冲剂、小儿热速清口服液、金银花露。可供选用。

（三）医生告诉您怎样保养调理

1. 忌烟酒，忌食辛辣等刺激性食物。
2. 密切观察病情变化，是否有其他症状。

（四）您是不是应当去医院

1. 发热不退，嗓子疼痛加重。

2. 有其他并发症的症状，如耳痛、头痛、咳嗽、喘息及全身不适等。

有上述症状，应立即去医院检查诊治。

三十一、慢性咽炎

（一）病情的分析判断

本病主要是嗓子（咽部）的慢性炎症，不发热，也无全身不适，咽部稍有发干、发痒，略有轻微疼痛，部分人不痛。但常有异物感，有时有稀痰及轻咳嗽，总是不停地想嗽清嗓子，清除异物，但总是清不出去，也清不完，这是不断有分泌物所致。这就是慢性咽炎的表现。

（二）如何合理地选用药物

1. 口服对咽部有消炎作用的中成药：清咽丸（清音丸）、双黄连口服液、穿心莲片（或水丸）、金莲花片（或冲剂、胶囊）、金银花糖浆、桂林西瓜霜（或胶囊），可任选其一。

2. 口含片有甲硝唑、银黄含片、桂林西瓜霜含片。

3. 含漱剂有复方硼砂含漱液、西比氯铵含漱液，任选其一，含漱，1日4~6次。

（三）医生告诉您怎样保养调理

1. 注意气候变化，防止感冒着凉。

2. 禁烟酒及不食用辛辣等有刺激性的食物。

3. 注意锻炼身体及积极参加文体活动，心情愉快，事事乐观，以增强身体抵抗力。

（四）您是不是应当去医院

1. 反复发作3个月以上。

2. 嗓子异物感久不消失，总咳嗽不止。

3. 自觉吞咽食物长期不顺畅，特别是中老年人。

有上述症状，应及时去医院检查诊治。

三十二、急性扁桃体炎

（一）病情的分析判断

当我们张口时，在嗓子上边可以看到在舌体左右各有一个肉疙瘩，那就是扁桃体，大小因人而异。扁桃体炎常见于青少年及儿童，分急性、慢性两种，春秋两季多见。

症状是嗓子（咽部）痛，开始为一侧，后变为双侧，有时咳嗽，因吞咽疼痛而进食困难，常有耳痛。全身症状有发热、畏寒、头痛等。张口可见到扁桃体红肿，有时有白色脓点或脓膜，颈上淋巴结增大。因它可引起耳、鼻、心、肾等多种并发症，故必须高度重视。

本病的病原体以溶血性链球菌为主，其他如金葡菌、肺炎球菌及病毒均可引起。病原体通过飞沫或直接接触而传播，平时隐藏在扁桃体内不发病，当您稍有外感、受寒、抵抗力下降时，它就乘机发病。

（二）如何合理地选用药物

对咽喉部有消炎作用的中成药有：清咽丸（清音丸）、双黄连口服液、穿心莲片（或水丸）、金莲花片（或冲剂、胶囊）、银黄胶囊、银黄口服液、银黄片、复方鱼腥草颗粒、桂林西瓜霜（或胶囊）。可任选其一。

口含片有甲硝唑、银黄含片、桂林西瓜霜含片等，可任选其一，1 日含化 4 ~6 片。

含漱剂有复方硼砂含漱液、西比氯铵含漱液，任选其一，含漱，1 日 4 ~ 6 次。

有轻度感冒，可选用解热镇痛药阿司匹林或对乙酰氨基酚（扑热息痛）或此二药之一的其他各种制剂。

治感冒的中成药还有桑菊感冒片、板蓝根冲剂；小儿有小儿感冒冲剂、小儿热速清口服液、金银花露。可供选用。

（三）医生告诉您怎样保养调理

1. 注意保暖防寒，谨防感冒，卧床休息，多喝水。

2. 密切注意，严密观察病情变化。

（四）您是不是应当去医院

1. 嗓子痛和发热，均未见减轻。

2. 全身不适、乏力等症状有所加重。

3. 如出现头痛、耳鼻痛、全身关节痛、心慌、气短、尿痛等症状，则有可能是出现了严重并发症。

如有上述症状，应速去医院检查诊治。

三十三、急性喉炎

（一）病情的分析判断

急性喉炎是喉黏膜及声带周围的炎性病变。好发于冬春之交，继发于咽炎、上呼吸道（鼻、咽喉、气管口）感染或与之同时发生。用声不当如用声过高、过久、过多，剧烈呛咳，异物刺激或有毒的气体、粉尘刺激，均可引发本病。主要症状是咽喉干痛、咳嗽、声音嘶哑甚至失音，重者会感到憋气、呼吸不畅。有时有全身酸痛、发热、畏寒以至食欲缺乏等症状。本病如不及时治疗，则可发展为喉堵塞，易使人憋气、窒息，甚至有生命危险，故必须高度重视。

（二）如何合理地选用药物

樟脑、薄荷在沸水中雾化吸入。

服用对咽喉部有消炎作用的中成药：清咽丸、双黄连口服液、穿心莲片（或水丸）、金莲花片（或冲剂、胶囊）、热毒清片、银黄片（或胶囊、口服液）、金银花糖浆、复方鱼腥草颗粒、桂林西瓜霜（胶囊）、供选用。可任选其一。

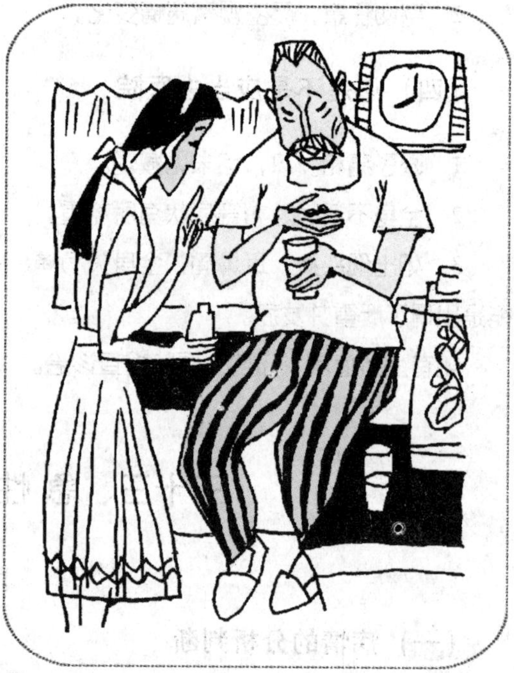

口含片有：桂林西瓜霜含片、复方草珊瑚含片、甲硝唑等，可任选其一，1 日含化 4 ~6 片。

伴有轻度上感，可选用解热镇痛药阿司匹林或对乙酰氨基酚（扑热息痛）片，或上述二药之一的其他各种制剂，如糖浆剂、缓解片等。

治疗感冒的中成药还有桑菊感冒片、板蓝根冲剂；小儿还有小儿感冒冲剂、小儿热速清口服液，金银花露。可供选用。

可选用的止咳药有川贝清肺糖浆、二母宁嗽丸、通宣理肺丸、养阴清肺膏、川贝止咳露（参见内科病急性气管炎项下）和秋梨润肺膏等。

（三）医生告诉您怎样保养调理

1. 用药后，注意观察病人症状是不是在逐渐减轻，特别是有呼吸不畅及轻度憋气的病人。

2. 防寒保暖，开窗通气，外出散步，吸入新鲜空气，保持心情舒畅，精神愉快。

（四）您是不是应当去医院

1. 用药后，症状未见减轻，发热及咳嗽均加重。

2. 声音嘶哑，咽喉疼痛加重。

3. 活动后憋气，呼吸不畅等。

如有上述症状，均应及时去医院诊治。

三十四、急性会厌炎

（一）病情的分析判断

会厌是喉头上前部的小树叶状的椭圆形结构，由软骨和黏膜组成。急性会厌炎好发于感冒流行季节（特别是冬末春初），与受凉、过度劳累、受有毒物质的刺激、咽外伤等因素有关。病情发展较快，初起时症状有发热、寒战、食欲缺乏、全身酸痛、咽部发干、疼痛且有异物感、吞咽困难等。重者有喝水呛、难将唾液咽下、自觉有异物堵在咽部、呼吸较困难、讲话含混不清似口中含物等。应注意控制病情发展。

（二）如何合理地选用药物

樟脑、薄荷，雾化吸入，即将樟脑、薄荷放入沸水中吸其雾气。服用对咽喉有消炎作用的中成药：清咽丸（清音丸）、双黄连口服液、双花口服液(每次2支，1日2次)、穿心莲片（或水丸）、金莲花片（或冲剂、胶囊）、热毒清片、银黄片（或胶囊、口服液）、金银花糖浆、复方鱼腥草颗粒、桂林西瓜霜（胶囊），可任选其一。

伴有上呼吸道感染或感冒，可服用阿司匹林或对乙酰氨基酚（扑热息痛），二者还有其他制剂，如缓释片、肠溶片、薄膜片等。中成药有风寒（风热）感冒冲剂、小儿感冒冲剂、银翘解毒片、羚翘解毒丸等，可供选用。

口含片有：甲硝唑、西地碘等，可任选其一，1日含化4~6片。

含漱剂有：复方硼砂含漱液、西比氯铵含漱液，任选其一，含漱其液体，1日4~6次。

（三）医生告诉您怎样保养调理

1. 保持室内空气新鲜（不时开窗通风），病人注意保暖，多喝水。
2. 自我治疗后，看症状是否减轻缓解，如未愈应去医院。

（四）您是不是应当去医院

1. 咽痛加重且吞咽困难，憋气，呼吸费力。
2. 全身不适，高烧不退。

如有上述症状，应及时去医院诊治。

三十五、咽喉异物

（一）病情的分析判断

当我们进食时，咽部（嗓子）常常会被一些异物（如鱼刺、骨屑、蟹爪壳、瓜子皮等）卡住，病人非常难受，连喝水、咽唾液也疼痛不适，应当怎么办呢?

（二）如何合理地选用药物

1. 用洗净的手指或筷子伸进嘴去压住舌根部，使病人恶心呕吐，实践证明，在多数情况下，即使未形成大吐，小毛鱼刺等异物也就很容易地随食物一起带出来了，这种方法极其有效。

2. 用勺子压住舌头，用手电照明，检查一下异物还在不在?如吐后还在，在什么位置?

3. 如还未呕出，其位置又在扁桃体或舌根等咽喉前部明显可见，就可用筷子或勺子压住舌体，用另一双筷子或镊子将异物夹出。

（三）医生告诉您怎样保养调理

1. 如咽部有了异物，切不可用吃干馒头或吞咽米饭的办法，硬往下吞噎，以免使鱼刺等异物进入深处，更难处理。

2. 也不可用大口喝醋的办法来除去异物，因为这是无效的。

3. 如经上面所说的办法处理后，异物呕出，症状减轻，用盐水漱口后，口含甲硝唑片，1日4～6次。同时用复方硼砂含漱液或西比氯铵含漱液含漱，任选其一，1日4～6次。

（四）您是不是应当去医院

如异物较大，或异物虽小而疼痛较难忍受者，应速去医院耳鼻喉科，由医师取出。

如自行处理后咽部仍有扎痛不适，吞咽唾液疼痛仍未减轻，应及时去医院耳鼻喉科检查诊治。

第五章　妇　科　病

提　要

- 外阴炎
- 阴道炎
- 外阴瘙痒
- 痛经
- 孕吐反应
- 孕期感冒
- 孕期钙缺乏症
- 维生素E缺乏症
- 附：避孕药物

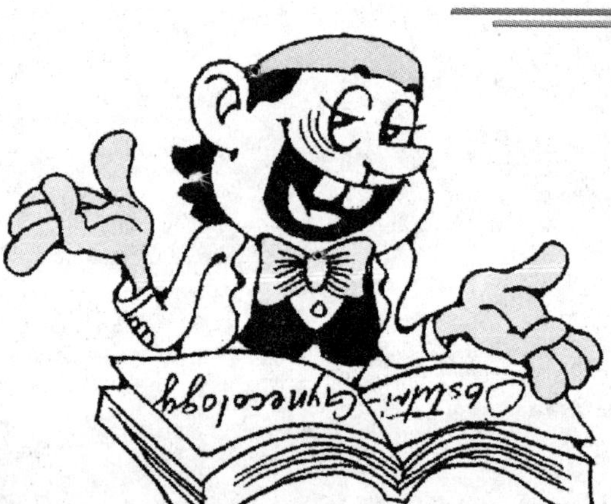

一、外　阴　炎

（一）病情的分析判断

外阴部在尿道和肛门之间，经常受到大小便的污染，特别是那些卫生习惯不良的患者，常用手纸从后边往前擦拭（应当从前往后擦），发生炎性感染的可能性更大。

婴幼儿的外生殖器还未发育成熟，抗感染的能力差，也易出现炎症。

发炎时，外阴红、肿、痛、痒，分泌物增多，甚至化脓，有的还会出现溃烂。个别的在外阴部有大小不等的乳头状、蕈状或鸡冠状突起，如感染侵犯到小阴唇附近的前庭大腺时，因为腺口阻塞，还会形成前庭大腺囊肿或脓肿。自己都能摸到外阴一侧有一个突出的肿块。

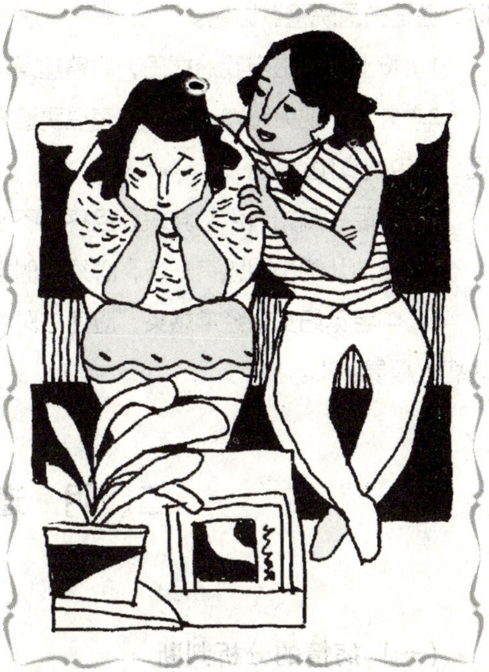

（二）如何合理地选用药物

1. 保持外阴的清洁卫生，穿纯棉内裤（不穿化纤织物），暂停性生活。

2. 用1∶5000的高锰酸钾液，或1∶1000苯扎溴铵（新洁尔灭）液坐浴，每次20分钟，1日2～3次。外阴擦干后，局部涂搽四环素可的松软膏或红霉素软膏。中成药可口服加味逍遥丸，外涂三黄膏（参见外科皮肤科病手脚皲裂项下）。

加味逍遥丸　解郁健脾药。含柴胡、当归、白芍、白术（麸炒）、茯苓、甘草、牡丹皮、栀子（姜炙）、薄荷。舒肝清热，健脾养血。主治肝郁血虚，肝脾不和引起的两肋胀痛，头晕目眩，倦怠纳差，月经不调，脐腹胀痛。还用于血虚肝郁引起的慢性肝炎，早期肝硬化，更年期综合征。口服，每次6g，1日2次。忌气恼劳碌，忌食生冷油腻食品。

3. 幼女外阴感染后，易发生小阴唇粘连，除按上述方法坐浴并涂药膏外，还要在小阴唇两侧涂搽外用药膏，要将外阴分开，使药膏涂得均匀到位，但不可涂进阴道口内。

（三）您是不是应当去医院

按上述方法处理后，一般可于3～5日内自行好转。如出现下述情况之一时，应速去医院检查诊治。

1. 按上述方法自我治疗后，病情加重。

2. 外阴出现突起物、恶臭、有豆腐渣样或小米粒样分泌物，可疑为尖锐湿疣、滴虫或真菌感染。

3. 外阴一侧如有化脓肿块，且疼痛不断加重，则可能是前庭大腺囊肿。

4. 婴幼儿的小阴唇有粘连，必须及时切开。

5. 中老年妇女如经常感染，应速去医院查一查是否患了糖尿病，因为糖尿病病人极易感染。

二、阴　道　炎

（一）病情的分析判断

正常健康妇女的阴道，有自然防御功能，它有一个酸性环境，能充分地让乳酸杆菌正常生长等，在这种条件下，足以自然地防病。

如果这个防病体系遭到破坏（如幼女生殖系统发育不成熟、更年期妇女及其他卵巢功能低下者)，就容易发生阴道炎。

常见的阴道炎有滴虫性阴道炎、真菌性阴道炎及老年性（萎缩性）阴道炎3种。

1. 滴虫性阴道炎由于滴虫的活动性很强，可以通过性生活、游泳池、浴池、衣物等传播，感染后有的不发病，但可以传播给他人。其症状是白带增多，且呈泡沫状，略有腥臭的异常臭味，还有外阴瘙痒及疼痛。

2. 真菌性阴道炎多为白色念珠菌所引起，念珠菌存在于人的口腔、阴道、肠道三处黏膜上，互相感染而加速繁殖，阴道抵抗力低下时，即可发病。其症状是白带很黏稠，并呈白色豆腐渣或小米粒样的凝乳块，外阴奇痒。

3. 老年性阴道炎由于更年期妇女内分泌功能缺失，阴道防御能力不足，故易于感染。其症状是白带增多，呈黄水状，严重者为脓性，有瘙痒及烧灼感，有的还有尿频、尿痛等症状。

（二）如何合理地选用药物

1. 滴虫性阴道炎

1）阴道放入复方甲硝唑栓或替硝唑栓1枚，1日1枚。如无栓剂，则放入甲硝唑阴道泡腾片或替硝唑阴道泡腾片1片，连续放7～10天。

复方甲硝唑栓　含甲硝唑、人参茎叶皂苷和维生素E。甲硝唑为抗厌氧菌及抗滴虫药，人参茎叶皂苷和维生素E具有刺激上皮增生和肉芽组织生长，促进黏膜、皮肤创伤愈合的作用。用于老年性阴道炎、滴虫性阴道炎和细菌性阴道病。

替硝唑栓　替硝唑为抗厌氧菌及抗滴虫药，对滴虫和大多数厌氧菌有抑制或杀灭作用。用于滴虫性阴道炎及细菌性阴道病。

甲硝唑阴道泡腾片　具有抗厌氧菌与抗滴虫作用。用于厌氧菌或滴虫性阴道炎。

替硝唑阴道泡腾片　具有抗厌氧菌与抗滴虫作用，对滴虫和大多数厌氧菌有抑制或杀灭作用。用于滴虫性阴道炎。

2）治疗期间为避免感染，应暂停性生活；丈夫也应口服甲硝唑片，每次0.2g，1日3次，连续服7天。

3）内裤及洗涤用具，均应每天煮沸3~5分钟。

甲硝唑是高效抗滴虫药，又称为灭滴灵。泡腾片可使药物深入至阴道黏膜折皱处，增强了杀灭作用。

2. 真菌性阴道炎

每日在阴道内塞入以制霉菌素为主的泡腾片或栓剂，如制霉菌素阴道泡腾片、制霉菌素阴道栓。用2%小苏打（碳酸氢钠）液坐浴，每次20分钟，1日1~2次。治疗期间，暂停性生活。

制霉菌素对阴道真菌作用最强，使用泡腾片，也可使其作用更好地进入折皱处。其他抗真菌药如克霉唑、咪康唑等，作用均不如制霉菌素。酸性环境适于真菌的生长繁殖，故用碳酸氢钠液坐浴，应每日注意坚持，不可忽略。

3. 老年性阴道炎

为提高阴道酸度，用食醋加3倍水坐浴，或用1:5000高锰酸钾液（充分搅匀后用）坐浴或以之冲洗阴道，1日1次，连续7~10天。每日放入己烯雌酚片0.5mg，连续7~10天。如有脓性分泌物时，涂以四环素可的松眼膏或红霉素眼膏。

（三）您是不是应当去医院

1. 滴虫性阴道炎应在每次月经后去医院检查阴道分泌物，连续检查3次。

2. 真菌性阴道炎也需要在每次月经后去医院连续检查3次白带，3次阴性，才算是已治愈。

3. 老年性阴道炎的治疗前后，均应去医院进行妇科检查。特别是有出血的妇女，要进行细胞学的病理检查，看是否有癌变。

三、外阴瘙痒

（一）病情的分析判断

外阴瘙痒是很多病的一种症状，好发于阴蒂及小阴唇等神经敏感区，原因是多种多样的，最常见的轻症，是由于变态反应所引起。

发生外阴瘙痒，主要有以下几方面原因。①化纤织物或塑料引起过敏；食物或所使用的药物引发了过敏；肥皂水等刺激了外阴而导致过敏；②外阴局部如果有发红、渗出、流水等症状，是患了皮炎或湿疹；③由于感染而发生了炎症，如滴虫性阴道炎或真菌性阴道炎；④幼女有蛲虫等寄生虫感染。⑤糖尿病、肝炎及维生素缺乏引起皮肤瘙痒。

（二）如何合理地选用药物

如果是过敏所致，往往症状较轻，极易治愈，消除过敏原因（如换去化纤内裤）后，并口服下列药物之一。**氯苯那敏（扑尔敏）**，作用强，用量小，副作用少，老人也可用。每次服 4mg，1 日 3 次。**异丙嗪（非那根）**，每次 12.5 ~25mg，1 日 2 ~ 3 次，除抗过敏外，还有镇吐作用，作用也较持久。**苯海拉明**，为抗过敏药，对瘙痒症效果较好，每次 25mg，1 日 3 次。上述三药，服后均有困倦感，若白天不易耐受，可饮用茶水或咖啡以对抗。除上述口服药外，还可外用**苯海拉明膏（2%）**或**氧化锌膏**或**氧化锌油剂**或**复方苯海拉明搽剂**。

复方苯海拉明搽剂，主要含有盐酸苯海拉明、苯佐卡因、薄荷脑、樟脑。盐酸苯海拉明为抗组胺药，可缓解组胺所致的变态反应；苯佐卡因为局部麻醉药，有止痛、止痒作用；薄荷脑、樟脑能促进局部血液循环，有消炎、止痒、止痛作用。用于皮肤瘙痒，过敏性皮炎。涂患处，1 日 2 ~ 3 次。

注意清洁卫生，勤洗澡，勤换衣裤。治疗期间，不得用肥皂水清洗外阴，忌食辛辣等刺激性食物，忌烟酒。

（三）您是不是应当去医院

如果不是由于过敏所引起，而是由于感染或是其他疾病所表现出来的一个症状，自我治疗就不会好转。此时，应当及时去医院检查诊治，以便及时消除病因。

四、痛　　经

（一）病情的分析判断

女性在月经期间，由于盆腔充血，往往觉得腰部酸胀和下腹部有下坠感，这种轻微的不适，一般并不影响工作、学习和劳动。如果是下腹部除了胀外，还有比较剧烈的绞痛，并有恶心、呕吐、腹泻、甚至头晕等症状时，这就算是痛经症了。

生殖器官检查不出病变的叫原发性痛经，这种病多见于女孩的青春期。生殖器官有病变的叫继发性痛经，如生育后或人工流产后，因子宫的改变而发生的痛经。子宫内膜异位症的痛经也是继发性的，但其症状的特点是疼痛持续并且不断地加重，甚至痛得无法忍受，大叫或满床滚。这种情况，应当去医院诊治。

（二）如何合理地选用药物

1. 西药

抑制前列腺素合成的止痛药，如阿司匹林、对乙酰氨基酚（扑热息痛）、消炎痛、布洛芬（芬必得）等。阿司匹林、对乙酰氨基酚（扑热息痛）是世界卫生组织所推荐的止痛药，安全有效，每次 0.5g，1 日 3 次，饭后服。消炎痛

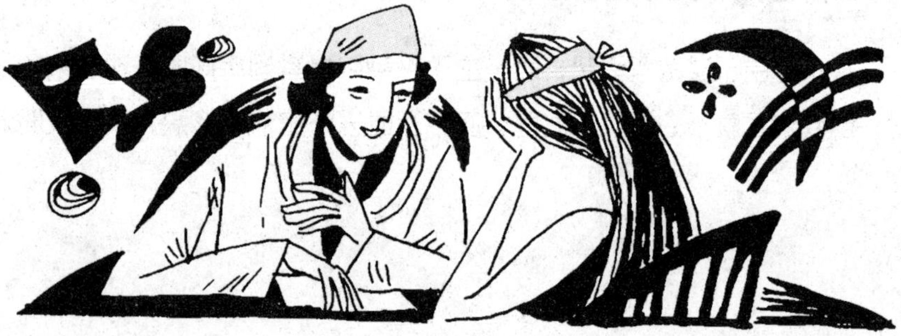

因刺激胃，胃不适者可用其栓剂塞入肛内。芬必得则是布洛芬的缓释片，具有作用持久、止痛效果确实的特点，1日服2次即可。因为它们是抑制前列腺素的合成，所以要在月经来潮之前服用才有效。除上述四种药之外还有双氯芬酸（也叫双氯灭痛、凯扶兰、扶他林等），也是较常用的止痛药。

解除子宫肌肉痉挛的药物，如山莨菪碱（654-2），每次5mg，1日3次。颠茄浸膏片，每次8mg，1日3次。溴丙胺太林（普鲁本辛），每次15mg，1日3次。在上述各药中可任选其一，与硝苯地平（1日3次）同服，或将硝苯地平在舌下含服。多种痛经，经这几种药与硝苯地平合用，均可迅速缓解。

炔诺酮片（妇康片）　用于痛经及子宫内膜异位症，于月经第5~7天开始服用，每次2.5mg，1日口服1次，连服20天。

2. 中成药

下腹胀痛伴有乳房及两胁痛，月经畅通后这些症状能明显缓解的病人可选用七制香附丸、妇科得生丸或加味逍遥丸(参见妇产科病外阴炎项下)。

七制香附丸　行气解郁调经药。含香附（醋制）、人参、茯苓、白术（麸炒）、甘草、当归、川芎、白芍、熟地黄、生地黄、艾叶（炭），小茴香（盐制）、山茱萸（酒制）、天冬、酸枣仁（炒）、益母草、艾叶（生）、稻米、砂仁、延胡索（醋制）、黄芩、牛乳（鲜）、阿胶、食盐。开郁顺气，调经养血。主治气滞经闭，胸闷气郁，两胁胀痛，饮食减少，四肢无力，腹内作痛，湿寒白带。口服，每次6g，1日2次。孕妇忌服，外感实热或阴虚发热者慎用。

妇科得生丸　理血通经药。含益母草、当归、白芍、柴胡、木香、川芎。养血化瘀，调经止痛。主治血瘀气滞，月经不调，经期腹痛，癥瘕痞块。尤适用于素日多愁善感、体质虚弱、精神负担过重，久不受孕者。口服，每次1丸，1日2次。忌思虑劳伤。孕妇慎用。

绞痛兼有怕冷畏寒、大便稀溏的病人，可选用艾附暖宫丸或痛经丸。

痛经丸　理血通经药。含当归、白芍、川芎、熟地黄、香附（醋制）、木香、青皮、山楂（炭）、延胡索、炮姜、肉桂、丹参、茺蔚子、红花、益母草、五灵脂（醋炒）。活血散寒，调经止痛。主治寒凝血滞，经来腹痛。还可用于慢性盆腔炎、子宫内膜异位、子宫位置屈曲、子宫痉挛性收缩等。口服，每次

6～9g，1日2次，临经时用。孕妇忌服，气虚无瘀滞者禁用。

艾附暖宫丸 温经散寒常用药。含艾叶（炭）、香附（醋制）、吴茱萸（制）、肉桂、当归、川芎、白芍（酒炒）、地黄、黄芪（蜜炙）、续断。理气补血，暖宫调经。主治子宫虚寒，月经不调，经来腹痛，腰酸带下。口服，大蜜丸每次1丸，小蜜丸每次9g，1日2～3次。实热证禁用。

面色苍白，倦怠乏力，痛时下腹部有下坠感，月经后还连绵不断隐隐作痛的病人，可选用乌鸡白凤丸、八珍益母丸，痛经丸和元胡止痛片。

乌鸡白凤丸 著名理血通经药。含乌鸡（去毛、爪、肠）、鹿角胶、鳖甲（制）、牡蛎（煅）、桑螵蛸、人参、黄芪、当归、白芍、香附（醋制）、天冬、甘草、生地黄、熟地黄、川芎、银柴胡、丹参、山药、芡实（炒）、鹿角霜。补气养血，调经止带。主治气血两虚，身体瘦弱，腰膝酸软，月经不调，崩漏带下。还用于妇女更年期综合征、人工流产后综合征、少女青春期经期紊乱、功能性子宫出血、卵巢功能低下、慢性盆腔炎、附件炎、女子不孕症、迁延性肝炎、早期肝硬化、肺结核、男子性功能衰退及多种慢性血液病。口服，每次1丸，1日2次。

八珍益母丸 理血通经药。含益母草、党参、白术（炒）、茯苓、甘草、当归、白芍（酒炒）、川芎、熟地黄。补血调经。主治妇女气血两虚，体弱无力，月经不调。口服，水蜜丸每次6g，小蜜丸每次9g，大蜜丸每次1丸，1日2次。忌恼怒及食生冷物、寒凉药物。

元胡止痛片 行气活血药。含延胡索（醋制）、白芷。理气，活血，止痛。主治气滞血瘀引起的胃痛、胁痛、头痛及月经痛等。口服，每次4～6片。

还有以下中成药可供选用：

痛经宝颗粒 温经化瘀，理气止痛。用于寒凝气滞血瘀，妇女痛经，小腹冷痛，月经不调，经色暗淡。温开水冲服，1次1袋，1日2次，于月经前1周开始，持续至月经来第3天后停服，连续服用3个月经周期。外感发热患者忌服。

痛经口服液 行气活血，调经止痛。用于气滞血瘀引起痛经症的经前期、经期腹部胀痛。口服，1次10～20ml，1日2～3次。外感发热患者忌服。

痛经宁糖浆　调经止痛。用于月经不调，经前期、行经期腹痛。口服，1次25ml，1日2次，空腹时温服，于经前7天开始服用，连续服用10天。外感发热患者忌服。痛经宁颗粒的作用与用途同痛经宁糖浆。

妇痛宁滴丸　解经止痛。用于妇女痛经。口服，顿服10～15粒，或日服2次，每次10～15粒。孕妇禁用。

归灵痛经宁颗粒　活血，行气，止痛。用于经前期、经期下腹部胀痛，拒按，经血量少或经行不畅。于经期前7天开始服用，温开水冲服，1次1袋，1日3次。孕妇及糖尿病患者禁服。

痛经调理口服液　疏肝理气，活血养血。用于肝郁气滞或兼血瘀所致的经期腹痛，经色紫黯，头晕，胁胀，腹胀。口服，1次10ml，1日2次，30天为一疗程。孕妇禁用。

痛经软膏　活血散寒，调经止痛。用于痛经，下腹坠胀，腰背酸痛。

八味痛经片　活血调经，化瘀止痛。用于经行不畅，色紫成块，经行腹痛。口服，1次5片，1日3次。孕妇禁用。体弱神疲气短，月经过多者忌用。

（三）您是不是应当去医院

经上述方法自我治疗后症状不见缓解，疼痛还不断加重，应速去医院诊治。

五、孕吐反应

（一）病情的分析判断

在妊娠早期（早孕6～8周），一般人都有不同程度的恶心、呕吐，甚至头晕、眼花、全身无力等反应，这就叫“孕吐反应”，是由于人体内分泌改变所引起的各种全身反应，是怀孕后的正常表现，一般都不需要治疗。当妊娠过了3个月以后，大多数都能自行消失。

（二）如何合理地选用药物

1. 可服用一些维生素，如维生素 B_1（每次 10～20mg），维生素 B_6（每次 10～20mg），维生素 C（每次 0.1～0.2g），维生素 E（每次 5～10mg）或复合维生素 B 片。1 日 2～3 次，虽然都不是特效药，但是可以作为辅助治疗，有利无弊。

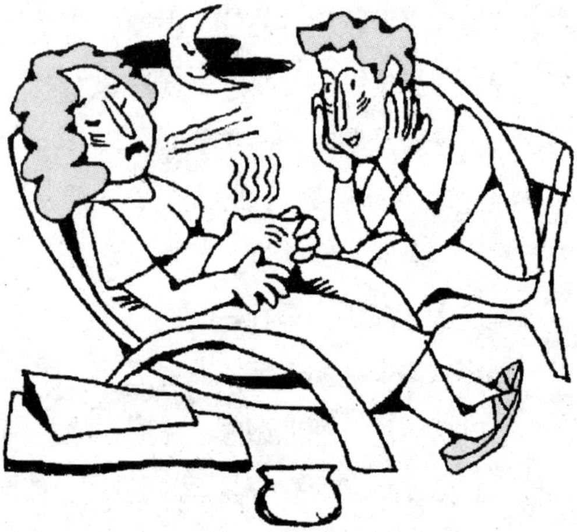

2. 如果呕吐厉害，可选用溴丙胺太林（普鲁本辛），每次 15mg，1 日 3 次。本品有较强的抗胆碱作用，还有弱的神经节阻断作用，能较强、较持久地抑制胃液分泌。它在胚胎影响方面，安全性也较高，故可有效地抑制妊娠呕吐，而又无中枢作用（不易通过血脑屏障）。除了溴丙胺太林外，还可选用镇吐药异丙嗪（非那根）。

3. 生活上要精神愉快，情绪稳定地面对怀孕，避免激动紧张和无谓的焦虑。早晨起床后最好听听音乐，看看电视或散步，在美好的环境中呼吸新鲜空气，心情愉快地开始一天的生活。

4. 饮食上可以多吃一些咸而酸的食物。酸的食物（如水果等）是孕妇爱吃的，咸的食物可以补充呕吐所丢失的食盐。新鲜的酸菜鱼汤，既可口又能增进食欲，且有利于消化，还可减轻呕吐，您不妨一试。

（三）您是不是应当去医院

1. 呕吐太剧烈，无法忍受，或超过 3 个月（孕 12 周），仍然呕吐不止。

2. 呕吐物中有血丝，且同时有上腹痛，应怀疑是不是有上消化道损伤。

3. 皮肤发黄，应检查肝功能。

有上述症状之一，即应去医院检查诊治。

六、孕期感冒

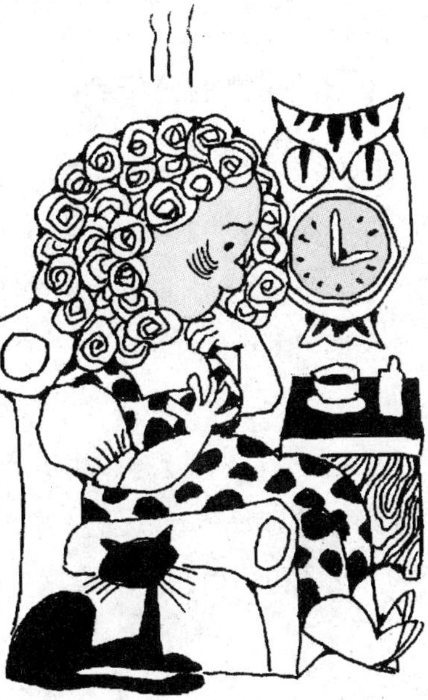

（一）病情的分析判断

女性怀孕以后，身体负担加大，抵抗力差，容易患感冒。据研究分析，感冒（普通感冒）90%系由病毒所引起（包括鼻病毒），3～5天即可自愈，为了减轻不适，只需要服用一些解热镇痛药即可，不必轻易地使用抗菌药物。

（二）如何合理地选用药物

轻度热伤风，多为天热时突然受凉所致，表现为轻微的流泪、流涕、鼻塞、打喷嚏等症状。只要多喝些水，注意充分休息，再服一些对乙酰氨基酚（扑热息痛），1日3次，每次0.5g，一般多可迅速康复。

轻度风寒感冒，表现为头痛、略有发热和轻微咳嗽。可服一些对乙酰氨基酚（扑热息痛），每次0.5g，1日3次。再加服一些维生素C，每次0.1～0.2g，1日3次。中成药双黄连口服液、板蓝根冲剂、藿香正气水（参见内科病热伤风项下）也可选用。如果头痛，在太阳穴外涂清凉油也可减轻症状。

（三）您是不是应当去医院

1. 连续3～5天发热（38.5℃以上），持续不退。
2. 咳嗽有脓痰，并有呼吸不畅感。

有上述情况，均应及时去医院诊治。

七、孕期钙缺乏症

（一）病情的分析判断

胎儿在母体内不断地发育长大，他（她）的骨骼形成需要供给足够的钙。虽然婴儿在出生后 1 ~ 8 个月才开始长牙，但是在出生时所有的胎牙早已在囊内形成了，所以，胎儿需要大量的钙。

孕期如果不及时补钙，胎儿的大量需要，就要从母体上索取。母体的钙大量丢失，必将引起肌肉痉挛而发生抽筋，尤其是下肢（腿肚子）最明显。最严重还可以引起骨盆变形。所以，母亲及时补钙，至关重要。

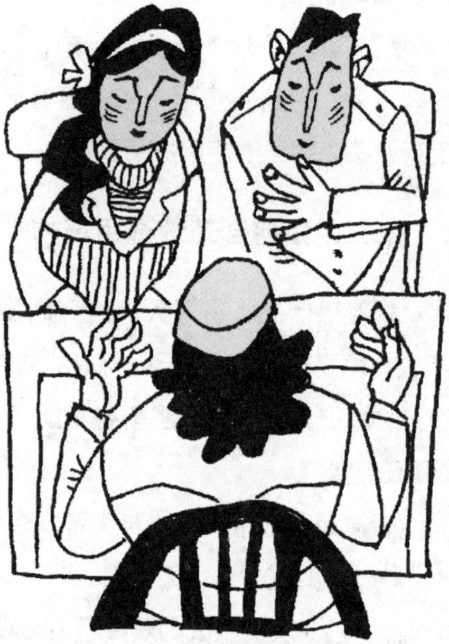

（二）如何合理地选用药物

1. 补钙要及早，从怀孕第五周就开始补充。

2. 怀孕到 36 周后，胎儿已经基本发育成熟，此时就不必补充过多的钙了，以免增加代谢的负担。

3. 孕妇要注意每天晒太阳，最好是在树阴下，每天晒 2 小时，可以帮助体内物质（贮存于皮肤皮脂下）如来自动物的脱氢胆固醇和来自植物的麦角甾醇，在紫外线作用下转变为维生素 D，有利于钙的更充分吸收。玻璃能阻挡紫外线的穿过，因此，在阳台上隔着玻璃晒太阳作用极差。

4. 每天喝牛奶、羊奶，吃鸡蛋是补钙的好方法。

碳酸钙片（或咀嚼片、颗粒剂）　含钙量最高（200mg/0.5g），也容易吸收。1 次 0.5 ~ 1g，1 日 2 ~ 3 次，饭前服。

葡萄糖酸钙片（或含片、口服液）　含钙量低于碳酸钙（45mg/0.5g），但易于吸收，对组织也无刺激性。1 次 0.5 ~ 2g，1 日 3 次。

乳酸钙片（或咀嚼片、颗粒剂）　含钙量（65mg/0.5g）仅次于碳酸钙，溶解度小，吸收较慢。1 次 1 ~ 4g，1 日 2 ~ 3 次。

孕妇服用上述钙剂，还应注意同时补充维生素 D（每日 1 万单位），可促进钙的吸收，或直接选用复合制剂，这类药品如下。

复方碳酸钙片　含碳酸钙和维生素 D。口服，1 次 1 片，1 日 1 ~ 2 次，1 日最大量不超过 3 片，咀嚼后咽下。

钙尔奇 D 咀嚼片（或片）　含碳酸钙和维生素 D。1 次 1 ~ 2 片，1 日 1 ~ 2 次，咀嚼后咽下。

维 D_2 乳酸钙片　含维生素 D_2 和乳酸钙。口服，1 次 1 片，1 日 1 次。

维 D_2 磷葡钙片　含葡萄糖酸钙、磷酸氢钙和维生素 D_2。嚼后服用，1 次 2 ~ 3 片，1 日 3 次。

葡萄糖酸钙维 D_2 散　含葡萄糖酸钙、葡萄糖和维生素 D_2。口服，1 次 1 包，1 日 1 次。

八、维生素 E 缺乏症

（一）维生素 E 的作用

维生素 E 又名生育酚、产妊酚。它对生殖功能、抗氧化和脂质代谢都有影响。首先可使腺垂体促性腺分泌细胞的分泌增多，促进精子成活和活动增强；增强卵巢功能，使卵泡增加，黄体细胞增大，并增强黄体酮（孕酮）的作用。缺乏维生素 E 时，生殖器官功能不良，不易受精，易引起习惯性流产。

维生素 E 易被氧化，在人体内可保护其他易被氧化物质（如不饱和脂肪

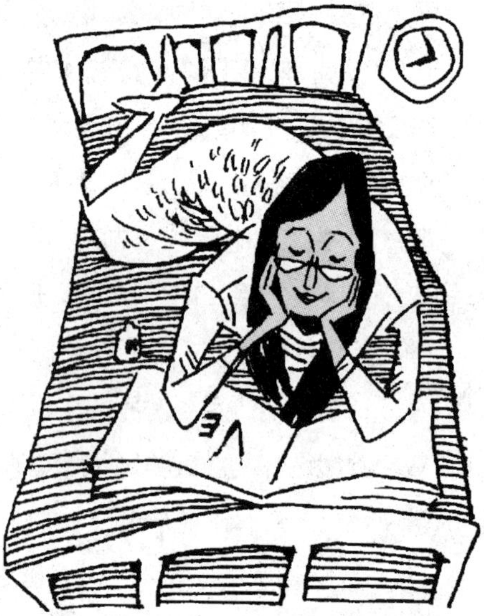

酸、维生素 A 等)，减少氧化脂质的形成。缺乏时，生物膜中的脂质遭到过氧化而受损，导致红细胞脆化，容易发生溶血。它还能改善脂质代谢，缺乏时，可使胆固醇、三酰甘油含量增多，导致动脉硬化。本品大剂量时可促进毛细血管及小血管增生，改善微循环。本品也能改善糖尿病病人的代谢异常。

临床上常用于习惯性流产、先兆流产、不孕症及更年期障碍、进行性肌营养不良症、外阴萎缩症及外阴瘙痒症、早产儿溶血性贫血、小腿痉挛、间歇性跛行等的防治。亦可用于冠心病、高脂血症、动脉粥样硬化症的防治。

（二）服用维生素 E 的注意事项

由于维生素 E 大量服用（达到每日 1000mg）时，才易于出现血压升高、血栓形成等重大不良反应，故近年来，其服用量越来越大。维生素 E 按《中华人民共和国药典》规定每次服用量应为 10～100mg，但实际上往往超过。维生素 E 是脂溶性维生素，在脂肪不太多的膳食情况下，它的吸收只能达到 40%～60%，为此，国内外多将其制成水溶性的酯，如维生素 E 烟酸酯等，不仅吸收良好，还增强了降血脂的作用，且过多时也易于排出。为了安全有效，需要较大剂量服用时，应选择水溶性的维生素 E 酯。

经过研究，长期服用（6 个月以上）维生素 E，每日达到 600mg 以上时，易引起血小板聚集和血栓形成，还可引起恶心、呕吐、头痛、眩晕、视力模糊、月经过多、闭经等反应，有的还有胃肠功能紊乱、皮肤皲裂、口角炎等反应。故认为即使身体需要时（如小腿痉挛、间歇性跛行、重症肌无力等），除选用水溶性维生素 E 外，每日用量应控制在 600mg 以内，服用时间也最多不超过 6 个月。

附：避孕药物

一、口服短效避孕药

口服短效避孕药是由孕激素和雌激素配伍组成，主要作用是抑制排卵。目前，常用的孕激素有炔诺酮、甲地孕酮、左炔诺孕酮等，与女性激素炔雌醇配合而组成各种复方的口服短效避孕药。较大剂量的（因短期服用故可用较大剂量）炔诺酮、甲地孕酮、左炔诺孕酮，则可用作探亲避孕药。

炔诺酮　是一种有效的孕激素，吸收入血后，通过信息反馈，能抑制下丘脑促黄体释放激素的分泌，并作用于腺垂体，阻断了促性腺激素的释放，使性腺（卵巢）的功能低下，通过这种类似怀孕的假象而抑制了卵巢的排卵。为了防止出血等反应常与炔雌醇合用。

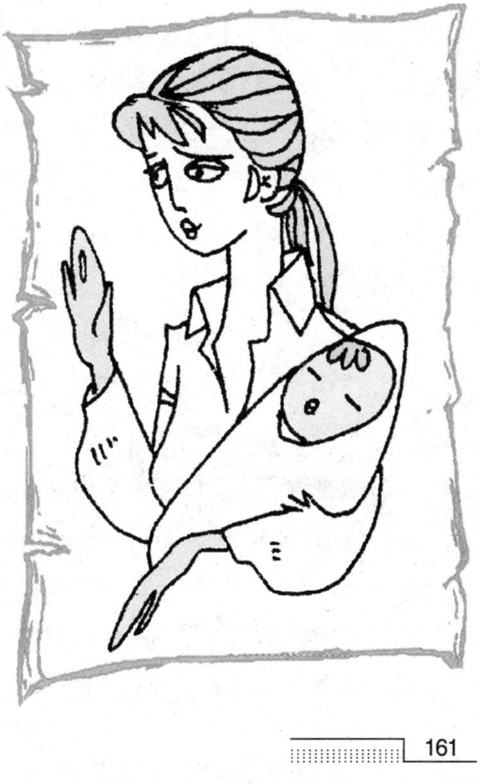

用作口服短效避孕药（包括复方炔诺酮片、膜、纸片及口服避孕药 0 号等）时，应从月经周期第 5 天开始服药，每天 1 片，晚饭后服用（上夜班者，早晨服用），连服 22 天（一天也不能中断）。服完后，等月经来潮第 5 天，又继续第 2

个月的服药。每月如此，一直坚持下去，每月服22天，一天也不可停。

用作探亲避孕药，探亲避孕丸（或片），含炔诺酮5mg。于同居当晚开始服用，每晚1片，同居10天之内，必须连续服10丸；同居半个月，连续服14丸；超过半个月的探亲，服完14丸后，接着改服短效口服避孕药，直至探亲期结束。

以炔诺酮为主的各药组成如下：

复方炔诺酮片（口服避孕药一号）　每片含炔诺酮0.6mg、炔雌醇0.035mg。

复方炔诺酮膜（口服避孕膜一号）　每一小格膜含药同复方炔诺酮片。

复方炔诺酮纸片（薄型口服避孕片一号）　每一小格纸片含药同复方炔诺酮片。

口服避孕片0号　每片含炔诺酮0.3mg、甲地孕酮0.5mg、炔雌醇0.035mg。

口服避孕膜0号　每一小格含药同口服避孕片0号。

炔诺酮双相片　开始10天服的，每片含炔诺酮0.5mg、炔雌醇0.035mg。继后11天服的，每片含炔诺酮1mg、炔雌醇0.035mg。

炔诺酮三相片　每7天换服一种，分别含炔诺酮0.5mg、0.75mg、1mg，炔雌醇均为0.035mg。

炔诺酮探亲避孕丸（片）　每丸内含炔诺酮5mg。

[**注意事项**] ①少数妇女服后有恶心、呕吐、头昏乏力、嗜睡等类似早期怀孕反应及不规则出血、闭经、乳房胀、皮疹等反应，一般均可自行消失；②产后半年才开始服用，以免哺乳期妇女乳汁减少；人工流产者应于来一次月经的第5天开始服；③一般人服药22天后，过3~4天即来月经，如第7天仍未见月经，应开始服用下一月的药。若连续2~3个月闭经，应予停药，也可考虑加服炔雌醇每日0.005~0.01mg；④服药期间发生出血，可每日加服炔雌醇0.005~0.015mg，加服后，一般会有经血量减少、经期偏短现象，都不必处理；⑤肝、肾病及乳房有肿块患者忌用。有子宫肌瘤、高血压及有过肝、肾病的患者慎用。服避孕药的吸烟妇女并发心血管疾病（卒中、心肌梗死等）显著多于不

吸烟者。因此，建议服口服避孕药者应停止吸烟；坚持吸烟者（特别是年龄超过 35 ~ 40 岁者），不宜服避孕药。

甲地孕酮（去氢甲孕酮）　是一种高效孕激素，作用强于黄体酮 75 倍，且无雄激素、雌激素活性。除明显地抑制排卵外，还能使宫颈黏液变稠、子宫内膜发育不正常，从而阻止精子穿透子宫颈；即使穿过了子宫颈，形成了受精卵，也不能在子宫里着床（子宫内膜还未成熟），因而流产。

用作口服短效避孕药时，可从月经周期第 5 天起，每天口服 1 片复方甲地孕酮片、膜或纸片，连服 22 天（不可忘服一次）为一个周期，停药后 2 ~ 4 天来月经；然后于第 5 天（从来月经第 1 天算起）继续服下一个月的药，如此每月服下去。

用作探亲避孕药时，可在探亲当天中午口服 1 片甲地孕酮探亲避孕片 1 号，当天晚上加服 1 片，以后每天晚上服 1 片，直至探亲结束之次日再服 1 片。

以甲地孕酮为主的各药组成如下：

复方甲地孕酮片（避孕片二号）　每片含甲地孕酮 1mg、炔雌醇 0. 035mg。

复方甲地孕酮膜（避孕膜二号）　每一小格膜含药同复方甲地孕酮片。

复方甲地孕酮纸片（薄型口服避孕片二号）　每一小格纸片含药同复方甲地孕酮片。

甲地孕酮探亲避孕片一号　每片含甲地孕酮 2mg。

［**注意事项**］少数人有头晕、恶心、呕吐等，偶有不规则出血。肝、肾病患者忌用。子宫肌瘤、有血栓病史及高血压患者慎用。

左炔诺孕酮（左旋甲炔诺酮、D－甲炔诺酮）　为口服的强效孕激素，是消旋炔诺孕酮的光学活性部分，其活性约为炔诺酮的 10 ~ 20 倍，并有雄激素、雌激素和抗雌激素活性。抗排卵作用比炔诺酮强得多，还有改变宫颈黏液的稠度阻碍精子穿透和抑制子宫内膜正常发育的作用。主要与炔雌醇配合作短效避孕药用。其中复合片降低高密度脂蛋白的作用明显，双相片、三相片则影响较小。由于三相片每周减少了用量约 40%，故不良反应较少。

用作短效口服避孕药，从月经第 5 天开始服用复方左炔诺孕酮片，每天 1 片，连服 22 天，不能间断，最好在晚饭后或临睡时服用。服完后等下次月经来潮的第5天继续服药。

以左炔诺孕酮为主组成的各药成分如下。

复方左炔诺孕酮片　每片含左炔诺孕酮0.15mg、炔雌醇0.03mg。

左炔诺孕酮双相片　开始11天服用的每片含左炔诺孕酮0.05mg、炔雌醇0.05mg；以后10天每天含相应的药物0.125mg和0.05mg。

左炔诺孕酮三相片　开始6天服用的，每片含左炔诺孕酮0.05mg、炔雌醇0.03mg；中期5天服用的，每片含相应药物0.075mg、0.04mg；后期10天服用的，每片含左炔诺孕酮0.125mg、炔雌醇0.03mg。

[**注意事项**] ①可有恶心、呕吐、头痛、乳胀、痤疮、体重增加、抑郁、降低高密度脂蛋白、突破性出血、闭经等不良反应；②哺乳期妇女应于产后半年后服药，以免乳汁减少；③每天不可漏服，万一发生漏服，应在24小时内补服；④如发生突破性出血，可加服炔雌醇，每日0.005～0.015mg；⑤服药22天后，如7天内不来月经，应即开始服下一个月的药；⑥肝、肾病患者忌用。子宫肌瘤、高血压患者及患过肝、肾病的患者慎用。

二、外用避孕杀精子药

外用杀精子药，目前常用的是壬苯醇醚，它是一种非离子型表面活性剂。主要是通过降低精子脂膜的表面张力、改变精子渗透压而杀死精子或降低精子的活动能力，使之不能穿透子宫颈口，而使卵子无法受精，达到避孕的目的。本品制成的避孕薄膜放入阴道深处后迅速溶解成凝胶体（约5分钟），作用保持2小时。若为栓剂，则经10分钟生效，作用维持2～10小时。含壬苯醇醚的海绵放入阴道深处后立即生效，作用可维持24小时，它成为子宫颈口的机械性屏障，当精液与海绵接触后即被吸收，同时海绵释放杀精剂，故这种海绵剂作用效果较好。如果将药膜贴在女性用的子宫帽（阴道隔膜）周围，使之溶化后成凝胶，则可与子宫帽协同作用。

薄膜　每张含药50mg，女用时，于房事前3～5分钟，将药膜1张揉成松软小团推入阴道深处，使之溶解成凝胶体，每次性交须用新的药膜。男用时，将药膜1张折成双折，贴在阴茎头上，推入女方阴道深处，约5分钟后，再行房事。

栓剂　于房事前1小时放入阴道中，1次用含75mg或100mg的均可。

海绵剂　每块含药1g，使用时，用清洁水浸湿，挤去过量水，深置阴道中，房事后还应放置6小时再取出，但留置时间，不得超过20小时，不可重复使用。

［**注意事项**］有阴道局部刺激反应，产生烧灼感并使阴道分泌物增多。房事后6~8小时内不得冲洗阴道。

第六章　儿　科　病

提　要

- 急性上呼吸道感染
- 急性支气管炎
- 疱疹性口炎
- 鹅口疮
- 流行性腮腺炎
- 婴儿湿疹
- 幼儿急疹
- 风疹
- 水痘
- 轻型腹泻
- 缺铁性贫血
- 佝偻病
- 锌缺乏症

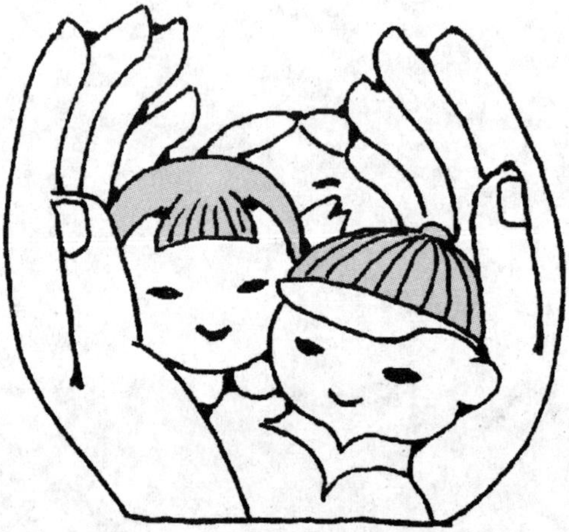

一、急性上呼吸道感染

（一）病情的分析判断

急性上呼吸道感染简称上感，是指鼻、鼻窦、咽部及喉部（这一部分统称为上呼吸道）的感染。

全身的主要表现是：大多数病人发热，体温从37.2℃至39℃以上不等（小儿易于高烧），高烧要消耗大量体力，个别小儿因高烧还可能发生抽风（这是高烧影响中枢神经的反应），所以，必须及时退热。除发热外，有时还有头痛、背痛、怕冷畏寒、全身乏力、食欲缺乏、恶心、呕吐、腹痛、腹泻等症状。

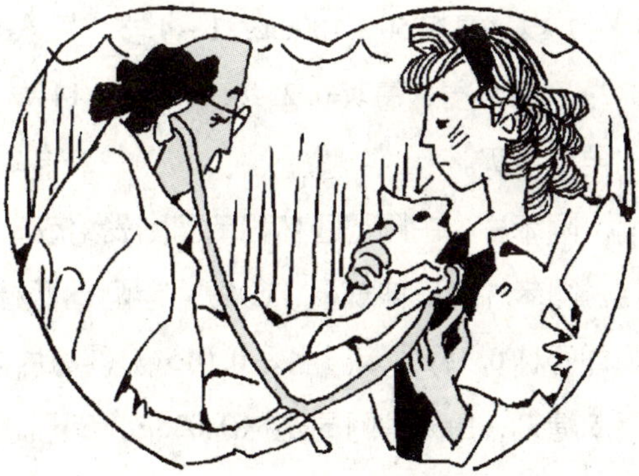

局部的表现有：鼻塞、流涕、打喷嚏、咽痛并发痒，检查时，可以看到咽部发红充血，有小疱疹，扁桃体肿大、发红充血，有的还有小的脓点。病儿有的会轻度声音嘶哑，在颈上部的淋巴结上可以摸到小疙瘩，并有压痛，这是淋巴结因感染而出现的反应。多经3~4天，不用服药，也可自愈。为了减轻发热等全身不适，适当地服用一些解热镇痛药即可。

（二）如何合理地选用药物

1. 西药

退热，可选用阿司匹林、对乙酰氨基酚（扑热息痛）、阿苯片(含阿司匹林和苯巴比妥）和布洛芬。

阿司匹林 有解热镇痛作用，适合儿童用的阿司匹林制剂有：阿司匹林泡腾片（0.1g），阿司匹林散（0.1g），阿司匹林栓（0.1g）。小儿用量每次按每千克体重5～10mg计算（小儿体重计算法=年龄×2+8），或每岁每次0.06g，必要时，4～6小时1次。栓剂为直肠给药，1～6岁儿童1次1枚，塞入肛门内。若发热持续不缓解，可间隔4～6小时重复用药一次，24小时内不超过4枚。

卡巴匹林钙（阿司匹林钙脲，又名速可痛） 为乙酰水杨酸钙与脲的混合物，副作用小，对胃肠道黏膜几乎无刺激。儿童宜用散剂，0.6g/袋，可以溶在水中服用（加糖），小儿易接受。儿童用量是：初生至6个月，每次50mg；6个月～1岁，每次50～100mg；1～4岁，每次0.1～0.15g；4～6岁，每次0.15～0.2g；6～9岁，每次0.2～0.25g；9～14岁，每次0.25～0.3g。需要时2～4小时再服1次。

阿苯片 由阿司匹林和苯巴比妥组成，苯巴比妥有镇静、安眠和抗惊厥作用。阿苯片有三种规格：①每片含阿司匹林0.1g、苯巴比妥0.01g。②每片含阿司匹林0.15g、苯巴比妥0.015g。③每片含阿司匹林0.1g、苯巴比妥0.015g。阿苯糖丸，每丸含阿司匹林0.025g、苯巴比妥0.0025g。可按各小儿的年龄折算阿司匹林的用量后选用，还应参考小儿是否需要镇静入睡的情况，如小儿易于入睡，则可选用含苯巴比妥较少者。

小儿服用含有阿司匹林的药品时要注意，尤其是脱水的小儿，要事先服一些口服补液盐，以免出现毒性反应。急性发热性疾病，尤其是有病毒感染如流感和出水痘的小儿，易出现毒性反应，应避免服用阿司匹林。

对乙酰氨基酚（扑热息痛） 本品的解热作用和阿司匹林相似，但它不刺激胃，对凝血也没有影响，所以，用起来较阿司匹林安全。对阿司匹林过敏，或有轻微咳喘的病人，也比较适宜，但用量不可过大，使用时间也不可过长（不超过5天）。适宜儿童使用的制剂有：对乙酰氨基酚滴剂（0.1g），对乙酰氨基酚颗粒（0.1g），对乙酰氨基酚口服液（0.25g/10ml），对乙酰氨基酚泡腾冲剂（0.1g），对乙酰氨基酚干混悬剂（3.75g），对乙酰氨基酚栓（0.15g）。

小儿按每次每千克体重10～15mg计算，每4～6小时1次。或按下列用量服用，每次口服用量：2～3岁，160mg；4～5岁，240mg；6～8岁，320mg；9～10岁，400mg；11岁，480mg。每4小时或需要时服1次。12岁以下小儿24小时内不得超过5次，以免影响肝功能。3岁以下小儿因肝、肾发育不全应慎用或尽可能少用或不用。栓剂为直肠给药，12岁以下儿童1次1枚，塞入肛门内。若发热持续不缓解，可间隔4～6小时重复用药一次，24小时内不超过4枚。

布洛芬　本品的抗炎、解热、镇痛作用比阿司匹林、对乙酰氨基酚强，对不能耐受阿司匹林、对乙酰氨基酚等的患者更适宜。对血象与肾功能无明显影响，用起来较安全。儿童宜用的制剂有：布洛芬滴剂（0.12g/10ml），布洛芬干混悬剂（1.2g），布洛芬混悬液（1.2g/60ml），布洛芬糖浆（0.2g/10ml），布洛芬泡腾片（0.1g），小儿布洛芬栓（0.05g、0.1g）。也可选用牛磺酸颗粒。

牛磺酸颗粒　0.4g/包、0.8g/包，为中药牛黄的成分之一。有解热、镇静、镇痛、抗炎、抗风湿、抗惊厥等作用。此外，还可提高机体的免疫功能。用于发热初期。口服，一次用量：2岁0.4g，3～5岁0.6g，6～8岁0.8g，9～13岁1.0～1.2g，14岁以上儿童1.2～1.6g，1日3次。

滴鼻，如鼻塞可使用一些滴鼻剂，如呋麻滴鼻液或单纯的1%麻黄碱滴鼻液，每次1～2滴，1日2～3次。6个月以内的婴儿，要将滴鼻剂用生理盐水稀释1倍后再用。因为上呼吸道感染多系病毒所致，还可使用一些酞丁安滴眼液滴鼻，每次1～2滴，1日2～3次。也可对症选用下列复方制剂，如小儿氨酚黄那敏颗粒、小儿复方氨酚烷胺片。

小儿氨酚黄那敏颗粒　含对乙酰氨基酚、氯苯那敏、人工牛黄。对乙酰氨基酚有解热镇痛作用；氯苯那敏为抗组胺药，能减轻流涕、鼻塞、打喷嚏等症状；人工牛黄具有解热、镇惊作用。用于缓解感冒或流感引起的发热、头痛、鼻塞、流涕。温开水冲服，儿童一次剂量：1～3岁0.5～1袋，4～6岁1～1.5袋，7～9岁1.5～2袋，10～12岁2～2.5袋，1日3次。

小儿复方氨酚烷胺片　含对乙酰氨基酚、金刚烷胺、咖啡因、氯苯那敏、人工牛黄。金刚烷胺有抗病毒作用；咖啡因为中枢兴奋药，能增强对乙酰氨基酚的解热镇痛效果，并能减轻氯苯那敏所致的嗜睡、头晕等中枢抑制症状。用于缓解8～12岁儿童感冒或流感引起的发热、头痛、鼻塞、流涕、咽痛等症状，此外，本品对流行性感冒有一定预防作用。口服，8～12岁儿童，1次1片，1日3次。

2. 中成药　除常用的小儿感冒冲剂、双黄连口服液、金银花露外。还可选用：

小儿感冒退热糖浆　清热解毒，疏风解表。用于伤风感冒，畏冷发热，咽喉肿痛，头痛咳嗽。口服，儿童1次剂量：2个月～1岁4ml，2～5岁6ml，6～8岁8ml，9～10岁10ml，1日3～4次。

健儿清解液　含金银花、菊花、连翘、山楂、苦杏仁等。清热解毒，祛痰止咳，消滞和中。用于口腔糜烂、咳嗽咽痛、食欲缺乏、脘腹胀满等症。口服，每次10～15ml，婴幼儿减量。

此外还有小儿热速清口服液、小儿清肺口服液等。

（三）医生告诉您怎样给患儿合理地保养调理

1. 要有充分的休息，足够的睡眠，多喝水，给以容易消化的食物，耐心细致的护理，合理的营养，才可使之迅速痊愈。

2. 及时增减衣服，注意寒暖，增强抵抗力。在疾病流行的季节，竭力避免小儿到公共场所去。在家中要经常开窗通气，尽量让新鲜空气进入室内，同时注意保温保湿，这些都是预防疾病的举措。

（四）您是不是应当送患儿去医院

1. 持续高烧不退、精神又萎靡不振、咳嗽加重有脓痰、呼吸困难并有憋气喘息等症状，有可能是患者的病情已由上呼吸道感染发展成为支气管炎或肺炎，其中有很多都是继发的细菌感染，应去医院诊治。

2. 如果有脓鼻涕并同时又高热不退，应疑为鼻窦炎，以速送去医院诊治为好。

3. 扁桃体上的脓点明显增多，红肿严重，都应及时送孩子去医院。

二、急性支气管炎

（一）病情的分析判断

这类疾病也多半由病毒引起。

初发病时，类似上呼吸道感染，有咳嗽、流涕、鼻塞等症状，继而精神萎靡不振、头晕头痛、高烧乏力、食欲减退，有的还有恶心呕吐、腹痛、腹泻等症状。接着有的就开始发热，咳嗽加重，痰少或干咳，1～2 天后痰多，由稀痰转变为浓痰，有的还比较黏稠。胸部可以听到呼噜声或咝咝声，这是呼吸时空气通过炎性支气管所引起的，有的还会是喘鸣呼啸声，像在吹一个小哨子似的。较大孩子会讲述胸闷、胸痛、憋气、呼吸不畅等症状。整个病程有的数日即愈，大多约可持续 1～2 周。

（二）如何合理地选用药物

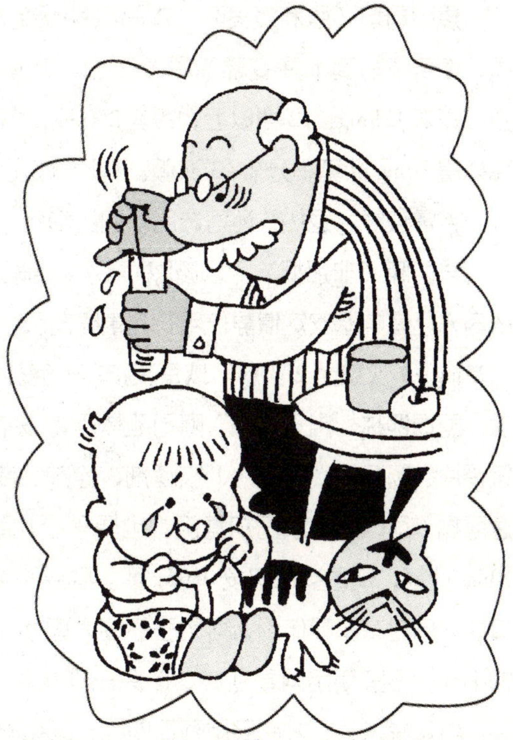

1．西药

喷托维林（咳必清）　主要作用于咳嗽中枢，还可轻度地抑制支气管内的感受器和神经末梢，使紧张的支气管平滑肌松弛而使气道通畅。主要用于少痰或无痰的干咳，如有少量稀痰，应与祛痰药合用。治疗因轻度感染引起的呼吸不畅，也常与祛痰药合用。5 岁以上小儿，每次 6.25～12.5mg，1 日 2～3 次。

苯丙哌林（咳快好） 是一种强力镇咳药，可阻断源于肺及胸膜牵张感受器上传入神经所引起的冲动，它对咳嗽中枢也有作用。可解除支气管平滑肌的紧张，使其松弛而导致气道通畅，不良反应也比较少。口服时，药片不可嚼碎，以免引起口腔发麻。8岁以上儿童，每次服20mg，1日2~3次。小儿宜用磷酸苯丙哌林颗粒剂或磷酸苯丙哌林口服溶液。

氢溴酸右美沙芬糖浆剂 为中枢性镇咳药。可抑制延髓咳嗽中枢而产生镇咳作用，其镇咳作用可与可待因相当或稍强，本品用于无痰干咳，包括频繁、剧烈的咳嗽。口服，儿童1次剂量：2~3岁3~3.5ml，4~6岁4~5ml，7~9岁5~6ml，10~12岁7~8ml，1日3次。

若有痰液，应与下述祛痰药同服。

溴己新（必消痰、必嗽平） 本品可直接作用于支气管腺体，促使黏液分泌细胞释出溶酶体，使痰液中黏多糖裂解为小分子的糖蛋白，使痰液变稀而易于咳出。小儿，每次4~8mg，1日3次。

羧甲司坦（强利痰灵） 本品可减少支气管的黏液分泌，裂解痰中黏性物质，使痰液黏度下降变稀而易于咳出。儿童，3~5岁，每次62.5mg；5~12岁，每次125mg；12岁以上，每次250mg，均为1日3次。或将每日用量按每千克体重30mg计算，分2~3次服。有片剂、口服溶液剂供选用。

若需镇静、退热，还可选用下列药物：

异丙嗪（非那根） 因咳嗽而不能入睡的儿童，可选用本品，本品为抗过敏药，还有中枢安定镇静作用。儿童睡前服，1~5岁，5~15mg；5~10岁，10~25mg，1次或分2次服。或每次按每千克体重服0.5~1mg计。

阿司匹林 用于退热，阿司匹林还有多种剂型及衍生物，剂型中的水溶片、缓释片、肠溶片、泡腾片、胶囊剂、栓剂、散剂均适于儿童使用，衍生物中的速可痛，可以溶于水后加糖服，也便于小儿服。每次用量是按每千克体重5~10mg计算，或每岁每次按0.06g计。必要时4~6小时1次。复方药片，可用阿苯片，同时有镇静作用，可用于不易入睡而又发热的病儿。但患有流感或水痘的小儿，不宜使用阿司匹林，以免出现毒性反应。多汗、呕吐而脱水的小儿，要在纠正脱水后，才能服用阿司匹林，以免出现较剧烈的虚脱。

对乙酰氨基酚（扑热息痛）　本品比阿司匹林的不良反应小。既不刺激胃也比较稳定，但用量过大，时间过长易造成肝损害，除严格控制用量不得多服外，用药时间也不宜超过5天。它也有多种剂型，特别是糖浆、冲剂、滴剂、口服液等，更受小儿欢迎。小儿用量每次每千克体重按10～15mg计算，每4～6小时1次。12岁以下儿童，24小时内不得超过5次。3岁以下小儿因肝、肾功能尚未发育成熟，应避免使用。也可按下述用量服用：每次服用量，2～3岁，160mg；4～5岁，240mg；6～8岁，320mg；9～10岁，400mg；11岁，480mg。每4小时服1次。

2. 中成药　可供选用的有板蓝根冲剂、双黄连口服液、小儿感冒冲剂、小儿热速清口服液、金银花露、小儿清肺口服液、小儿咳喘宁冲剂、解肌宁嗽丸、儿童咳液等。

（三）医生告诉您怎样给患儿合理地保养调理

1. 注意保持室内空气新鲜，同时空气还要有一定的温度和湿度。护理要耐心细致，使病儿有充分的休息和足够的睡眠，多喝水，给以容易消化的食物。卧床要注意常翻身，以便使呼吸道的黏液易于排出。

2. 如发热过高，应及时采用物理降温的辅助措施。如用冷水浸湿毛巾反复放在额头上冷敷，每次20～30分钟。用30%～50%的酒精棉勤擦四肢及胸部。

（四）您是不是应当送患儿去医院

高热持续不退（上述降温措施均已采用），咳嗽仍在加重，痰液脓液增多，呼吸困难，还有气喘发憋等症状，应及时去医院诊治。

三、疱疹性口炎

（一）病情的分析判断

最初是发热，1～2天后口腔黏膜上出现小疱疹，大小如米粒或绿豆，1～2

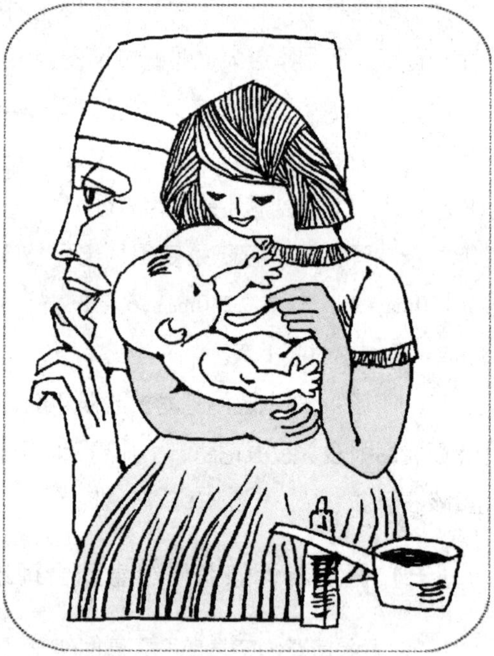

天后疱疹破溃成溃疡，并互相融合成片（大小不等的溃疡面）。发生部位为口角、唇周、舌、牙龈等处，局部疼痛，有时引起流口水。因吃奶、喝水时有触痛而常哭闹不止，颌下（颈上侧）淋巴结肿大。经 1～2 周后康复，但淋巴结肿大还可持续 10 多天，多发生于年龄较小的婴幼儿。

（二）如何合理地选用药物

1. 保持口腔的清洁卫生，常用棉签蘸湿1：1000 苯扎溴铵（新洁尔灭）液或0.1%依沙丫啶（利凡诺）液涂抹。溃疡部用口腔溃疡散、蜂胶口腔膜（参见五官科病复发性口腔溃疡项下）贴涂。

2. 口服牛黄上清丸、银柴冲剂、双黄连口服液、板蓝根冲剂、金银花露、健儿清解液，参见内科病慢性胆囊炎项下、热伤风项下，五官科病病毒性结膜炎项下和儿科病急性上呼吸道感染项下。任选其一。服多少，按年龄参照说明书认真服用。

3. 涂以红霉素眼膏或涂以鱼肝油。

4. 发热者口服阿司匹林或对乙酰氨基酚（扑热息痛），也可服用阿苯片，或用小儿布洛芬栓。

（三）医生告诉您怎样给患儿合理地保养调理

避免给患儿食用辛辣等刺激性食物。

四、鹅 口 疮

（一）病情的分析判断

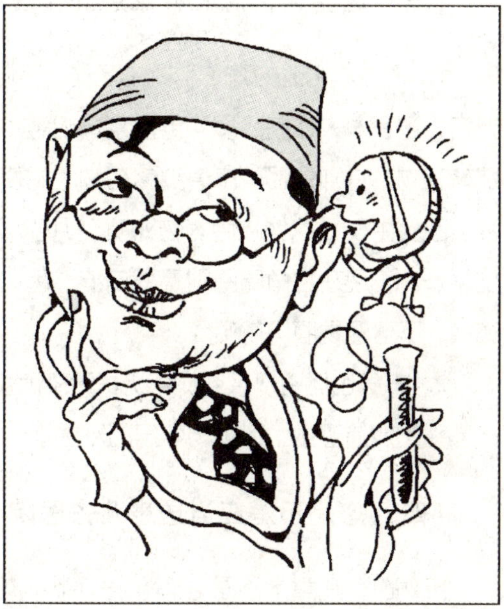

鹅口疮是婴幼儿常见的口腔疾病，多见于1岁以内的婴儿。因这时的婴儿发育尚未完善，抵抗力比较低，易引起真菌感染。

症状特征：在口腔黏膜处出现乳白色的凝乳状白膜，类似奶膜，但不像奶膜那样容易擦去。若稍用力将白膜擦拭下来，就会暴露出局部黏膜的一个粗糙面，且易于出血，有点像牛皮癣样。白膜最初是点状，逐渐连结成片，好发于舌、两颊及腭部，不疼不痒也不影响吃奶。但是如果蔓延到咽喉部、食管、气管等处，则会发生呕吐、吞咽困难、呼吸困难等症状。

（二）如何合理地选用药物

2%～5%的碳酸氢钠溶液，涂搽鹅口疮处；也可用中成药口腔溃疡散（参见五官科病复发性口腔溃疡项下）涂抹；或将二者交替使用。1日涂2～3次。

用制霉菌素甘油（制霉菌素50万单位与甘油10g共研均匀），作用于消化道局部，对念珠菌感染特别有效，比其他抗真菌药如克霉唑溶液（或软膏）、硝酸咪康唑溶液、复方硝酸益康唑乳膏更有针对性，疗效好而不良反应少。必须

1 日涂 3 ~ 5 次。严重者，也可口服制霉菌素片，每日按每千克体重 5 万 ~ 10 万单位计算，分 3 ~ 4 次服。绝大多数情况，只需局部用药，即可痊愈。

中成药可口服当归苦参丸（归参丸）、黄连上清丸、金莲花冲剂，可任选其一，减量服用。

（三）医生告诉您怎样给患儿合理地保养调理

1. 人体消化道内有一个寄生菌群，它们是互相制约而共存，这些菌群不仅无害，还会为人体制造多种维生素，如维生素 K、维生素 B 等。如果长期口服抗菌药物，特别是那些广谱抗菌药物，易使除真菌外的细菌杀灭，而使真菌单独地旺盛生长（这些抗菌药物对真菌几乎无作用），特别是有利于白色念珠菌的生长，表现在口角周围则是鹅口疮。因此，婴儿在选用抗菌药物时，一定要谨慎，不可轻易服用或滥用。

2. 本病也可由母亲乳头或奶具污染所引起。因此，要注意奶具的灭菌和母亲乳头的清洁卫生，以预防本病的发生。

（四）您是不是应当送患儿去医院

患病时，注意是不是还有全身症状，如有无发热等。如果病情未见好转，且白膜已发展至咽喉部，或者发生了其他并发症，应速去医院检查诊治。

五、流行性腮腺炎

（一）病情的分析判断

流行性腮腺炎的突出特征是发热、一侧腮腺肿大或两侧同时肿大。这时，腮腺以耳垂为中心，向四周弥漫性地扩散肿大，但边缘不甚清楚，只有当您轻轻地摸压它时，才能触到一块囊性肿胀的腮腺，压之略痛，但皮肤不发红，稍有微热。第 3 天肿胀达高峰，7 ~ 10 天消退。进食时腮腺肿痛，若食酸性食物，则疼痛加重。发热时间大约为 1 周左右。

在口腔内上颌第二臼齿处，可以看到红肿的腮腺导管口。有的在颈下还可以摸到有韧性的两个肿物，其大小如蚕豆或红枣。

（二）如何合理地选用药物

板蓝根糖浆或板蓝根冲剂、双黄连口服液、金银花露、牛黄上清丸、银柴冲剂、健儿清解液，可任选其一即可。

银柴冲剂　清热解毒药。含忍冬藤、芦根、薄荷、柴胡、枇杷叶、薄荷油。消炎，清热，解毒。主治感冒发热，急性气管炎，急性咽炎，急性扁桃体炎。口服，每次 15g，1 日 3～4 次。

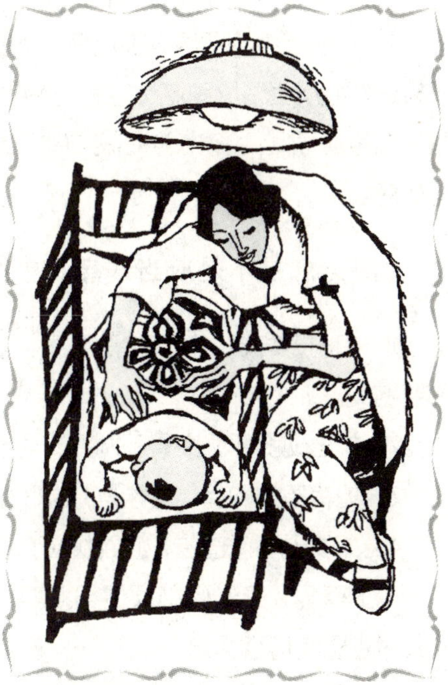

如意金黄散　由天花粉、姜黄、大黄、黄柏、白芷、天南星、苍术、陈皮、甘草所组成，调茶水外敷，有消肿，解毒，止痛功效。

龙珠软膏　清热解毒，消肿止痛，祛腐生肌。适用于疮疖红、肿、热、痛。外用，取适量膏药涂抹患处或摊于纱布上贴患处，1 日 1 次。

金果榄凝胶　清热解毒，消肿止痛。用于热毒蕴结所致的疖肿初起。外用，1 日 3～5 次，洗净患处，均匀滴于患处，用消毒棉签涂布均匀。

止痛药片如阿司匹林，按每岁每次 0.06g 给药，4～6 小时 1 次。对乙酰氨基酚（扑热息痛），每次用量：2～3 岁，160mg；4～5 岁，240mg；6～8 岁，320mg；9～10 岁，400mg；11 岁，480mg。每 4 小时 1 次，24 小时不得超过 5

次。最多连服5天。

（三）医生告诉您怎样给患儿合理地保养调理

1. 腮腺炎是急性传染病之一，有潜伏期（约为10～20天），从腮腺肿大前1～6天至腮腺完全消肿，都有较强的传染性。因此，要注意隔离，必须待腮腺完全消肿后，才能进入托儿所、幼儿园或学校。

2. 用热毛巾，或热毛巾包裹刚煮熟的鸡蛋，或包一些炒热的食盐，反复热敷，每次10～20分钟，1日数次，对促进痊愈至关重要。

3. 病中要多注意卧床休息，多饮水，食物要清淡，避免食用酸、辣食物。

4. 一般单纯的腮腺炎都没有后遗症，但由于抵抗力降低，有的病人会并发睾丸炎、心肌炎及脑膜脑炎等，而留下后遗症（如睾丸炎可能会使将来精子发育不良等）。所以，家长们在病中要注意热敷等治疗，并仔细观察病情变化，不可大意。

（四）您是不是应当送患儿去医院

1. 如出现高烧，并有剧烈头痛、频繁呕吐、抽搐、嗜睡等，可能是并发了脑膜脑炎。

2. 如出现胸部剑突骨下剧痛，可能是并发了胰腺炎。

3. 如有睾丸肿痛，可能是并发了睾丸炎。

4. 如发现面色苍白，心跳缓慢，可能是并发了心肌炎。

以上情况，家长们必须仔细观察，密切注意，才能发现。一旦发现异常，应及时去医院检查诊治。

六、婴儿湿疹

（一）病情的分析判断

婴儿湿疹是一种婴儿期常见的慢性、反复发作的皮肤病。生后即可发病，1

~3个月发作频繁，1岁左右逐渐好转，少数病儿可延迟至3岁左右。病情轻重不一，皮疹的形态也有多种，如红斑、斑丘疹、疱疹，并有黄色渗液、黄色鳞屑，然后结痂、脱屑。皮疹好发部位是面部的两颊、眉间、额、头皮，逐渐蔓延至下颌、颈背、臀，甚至全身。发作时患处奇痒，令患儿烦躁、哭闹。稍大小儿甚至会用手搔抓患处。由于病变部位表浅，一般皮疹消退后不会留下瘢痕。婴儿湿疹的临床表现可分为三期。

1. 急性期多出现在面部皮肤，可见两侧对称性密集小斑丘疹，不久转成疱疹及水疱，破溃后局部糜烂，渗出黄色液体，干燥后呈黄色痂。过早揭开痂盖，露出红色的潮湿表面，容易出血。

2. 亚急性期渗出液体消退，只留下皮疹，局部皮肤潮红、肿胀、结痂、有糠皮样脱屑。

3. 慢性期湿疹处皮肤变厚粗糙、脱屑，并遗留较长期的瘙痒症。

（二）如何合理地选用药物

1. 口服药

氯苯那敏（扑尔敏） 抗过敏作用较强，用量小，小儿易服，副作用也小而少。6~12岁，每次2~4mg，1日3次；1~5岁，每次1~2mg，1日3次；1岁以下，每次1mg，1日2次。在美国，医生主张2岁以内小儿避免用此药。服后略有困倦感。

异丙嗪（非那根） 是与氯苯那敏（扑尔敏）不同的一类抗过敏药，除抗过敏外，还有止吐、镇静、抗晕车、促进睡眠等作用。小儿常用量：1~5岁，每日5~15mg，睡前1次或分2次给完；5~10岁，每日服10~25mg。本品作用比较持久，故一般1日服1次即可。

苯海拉明 能抵抗体内的组胺，故有抗过敏、镇静、镇吐和抑制婴儿湿疹瘙痒的作用。小儿用量：1岁以上及体重超过9千克者，每次12.5~25mg，1日3~4次；或按每千克体重5mg计算，将此量在1日内分次给予。

上述三种药可任选其一，或三药交替使用。服后均有困倦感，若白天小儿睡得太多，可在临睡前服，或在白天分次服后，以茶水或咖啡对抗。长期同服维生素C，每次0.1～0.2g，1日3次；钙片（以碳酸钙为最好），每次0.5～1.0g，1日3次。

2. 局部用药

1. 急性期，湿敷是最主要的治疗方法。用4～6层纱布或口罩，浸入0.1%依沙丫啶（利凡诺）液或1∶1000苯扎溴铵（新洁尔灭）液或0.01%呋喃西林液均可。捞出后，稍挤干，盖敷于患处。用黄连素片0.1g置于200～300ml水中制成溶液，也可用。每次湿敷1小时，其间不断地加入药液浸湿纱布，1日3～4次。一般在2～3天后渗液停止，即可停敷。

2. 亚急性期，渗液消退后可选用**氧化锌软膏**或**复方锌糊**（含淀粉及氧化锌）、**复方鱼肝油氧化锌软膏**涂布患处。

复方鱼肝油氧化锌软膏　含鱼肝油、氧化锌及呋喃西林。氧化锌具有一定的收敛、保护及干燥作用；鱼肝油有增加患处营养，加速伤口愈合作用；呋喃西林具有抑菌消炎作用。用于慢性皮炎、湿疹等。外用，涂患处，1日2～3次。

3. 慢性期，短期使用**皮质激素软膏或乳膏**（如曲安奈德、泼尼松龙、氢化可的松）涂布，或用曲咪新乳膏，也可用肤疾宁胶布贴于患处。

曲咪新乳膏　含曲安奈德、咪康唑、新霉素。**曲安奈德**为糖皮质激素类药物，外用具有抗炎、抗过敏及止痒作用；**咪康唑**为广谱抗真菌药，对某些革兰阳性细菌也有抗菌作用；**新霉素**对多种革兰阳性与革兰阴性细菌有效。用于湿疹、接触性皮炎、脂溢性皮炎、神经性皮炎、体癣、股癣以及手足癣等。外用，直接涂搽于洗净的患处，1日2～3次。

（三）中成药

可选用**防风通圣丸**、**二妙丸**、**肤痒冲剂**、**当归苦参丸**（**归参丸**）和**清热暗疮丸**。

除湿止痒洗液　清热除湿，祛风止痒。用于急性、亚急性湿疹证属湿热或湿阻型的辅助治疗。外用，1日3～4次，涂抹患处；也可用水稀释10倍后洗浴。

（三）医生告诉您怎样给患儿合理地保养调理

1．如怀疑湿疹是由牛奶过敏所致，可加长牛奶煮沸时间，或改用豆浆或豆奶。如怀疑为蛋类、鱼、虾、牛羊肉所引起，则应避免食用这些食物。

2．患处忌用热水洗，避免用含碱性大的肥皂洗局部。避用毛织衣物及人造纤维织物直接接触皮肤。

3．湿疹是一个反复发作的皮肤病，当症状减轻时，不必每天服药或涂药。

4．婴儿湿疹常发生于有遗传过敏体质的小儿，发病原因复杂，很难找到诱发原因。这种患儿常同时有消化不良、大便次数多、大便中常有不消化物（如奶瓣）等现象。年龄稍大，还会有支气管哮喘等病出现。所以，精心护理，增强体质，注意防护，至关重要。

（四）您是不是应当送患儿去医院

1．急性期湿疹，首先应当去医院检查诊治，在医生指导下，回家调理用药。

2．如果湿疹还有继发性细菌感染，发生了疖肿、脓疮，局部淋巴结发炎（如腹股沟），同时还有发热、全身不适等，应及时去医院诊治。

七、幼儿急疹

（一）病情的分析判断

2～3岁的幼儿，因抵抗力低，常因病毒感染而突然高烧。起病急，多发生于2岁以内的幼儿，数小时内体温骤然升至40℃左右，并可因高烧而出现惊厥、抽搐，高烧2～3天后体温骤然降至正常。

在高烧的同时，躯干、颈部、耳后，出现淡红色小丘疹，周边存在浅色红晕，疹间皮肤正常，面部、肘、膝以下部位皮疹稀少。24小时内皮疹达高峰，

1～2 天内全部消退，不脱屑，也不留痕迹。发热第 1 天出皮疹，极易疑为水痘，但疹型与水痘不同，水痘内有清亮液体，24 小时内渐变浑浊，而不是浅红小丘疹。

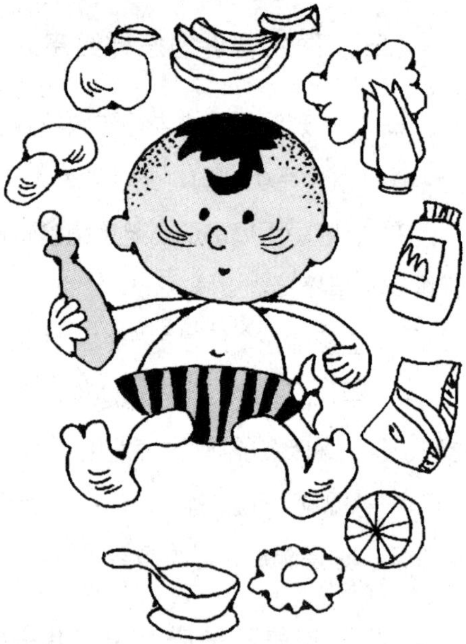

患儿精神很好，仅似感冒样症状，全身症状只有颈、耳后、枕部淋巴结肿大，咽部略有红肿。

（二）如何合理地选用药物

小儿感冒冲剂、小儿感冒退热糖浆、板蓝根冲剂、双黄连口服液、金银花露、小儿复方氨酚烷胺片、牛黄上清丸、银柴冲剂、健儿清解液（参见内科病热伤风项下、五官科病病毒性结膜炎项下和儿科病急性上呼吸道感染项下），任选其中之一，酌情减量服用。

（三）医生告诉您怎样给患儿合理地保养调理

1．多注意休息，多饮水，即使易消化的流食（如牛奶或菜粥、鸡汤等）。3 天后会自愈且愈后良好。

2．属急性传染病，必须注意隔离，不可入托。

（四）您是不是应当送患儿去医院

本病以突然高烧为特点，出皮疹时家长也不易与其他出皮疹的传染病相区别。应在高烧时，送患儿去医院诊断鉴别后回家休息。

八、风　疹

（一）病情的分析判断

风疹是由一种名叫风疹病毒所引起的急性传染病，多发生于冬春两季，在幼儿园和小学容易造成流行，一次患病，终身免疫。发病初期，患儿可能会出现咳嗽、打喷嚏、流涕、嗓子痛、头痛等类似感冒的症状，这叫前驱期，大约持续1～2天，转入发疹期。发疹期先出现发热，体温在38℃左右，但有的也会高烧至40℃。发热持续1～2天，即可在小儿面部、颈部出现淡红色略高于皮肤的斑丘疹，直径在2mm左右，以后迅速向躯体和四肢扩散，24小时内遍及全身，只手掌及足底无皮疹。皮疹也可以互相融合成一片红斑。3～4天即消退，一般不留下色素沉着、瘢痕，有时在局部皮肤可见细小脱屑。除发热及皮疹外，还可在患儿耳后、枕部皮下摸到黄豆大小至蚕豆大小的肿物（淋巴结），略有压痛，皮疹消退后，肿大的淋巴结也随之消退。

风疹痊愈后，很少有并发症。偶尔发生扁桃体炎、中耳炎或支气管炎。

（二）如何合理地选用药物

中成药如小儿感冒冲剂、板蓝根冲剂、双黄连口服液（为双花、黄芩、连翘提取物）、小儿热速清口服液、金银花露。

有发热、头痛症状可用阿司匹林，每岁每次服0.06g，4～6小时1次。最大用量不得超过每次0.5g，哮喘病人慎用。或按每次每千克体重5～10mg计算。也可用对乙酰氨基酚（扑热息痛），每次口服用量，2～3岁，160mg；4～5岁，240mg；6～8岁，320mg；9～10岁，400mg；11岁，480mg。每4小时1次。但24小时内不得超过5次。连续使用不宜超过5天。小儿布洛芬栓，退热快，又安全，可选用。局部可涂氧化锌膏或复方锌糊。

（三）医生告诉您怎样给患儿合理地保养调理

怀孕妇女感染风疹（风疹病毒所引起）后，这种病毒致胎儿畸形的能力很强（为世界所瞩目），它可以通过母亲的胎盘传染给胎儿，严重者还会引起流产、死胎。有的也能出生，但会患上先天性风疹综合征。轻者早期无症状，到四五岁以后才发病。先天性风疹综合征的患儿，往往还患有先天性心脏病、听力障碍、智力障碍等畸形，给家庭和社会都造成负担。因此，已知妊娠期患有风疹的妇女，应带所生小儿，定期到医院诊治。

（四）您是不是应当送患儿去医院

1. 患儿病后数周（后天被传染的），如果出现了尿血、水肿等应考虑是不是患上了出血性肾炎。

2. 患儿患病1周左右，出现了剧烈的头痛、呕吐、昏睡、甚至抽风、惊厥等症状，应当考虑是不是风疹后脑炎。

有了上述情况，应及时送患儿去医院检查治疗。

九、水　　痘

（一）病情的分析判断

本病系病毒接触传染，病毒与成人的带状疱疹病毒相似。在发病前的2～3周，患儿曾与水痘患儿有过接触。发病初期发低烧，仅有感冒样症状。

发病第1天出皮疹，最初是充血性小丘疹，很快变为圆形或椭圆形直径约为2～3mm的小水痘疹，水痘的基底部周边有狭窄的一圈红晕，水痘顶圆、薄而饱满，内有清亮液体，24小时内变为混浊，并逐渐吸收，使水痘顶部变为凹陷，称为“脐凹”。水痘干后结痂。经历丘疹→水疱→结痂→脱痂皮这个过程，大约用1～3天。因此，在同一部位的皮肤，会同时出现任何一个病情，如丘疹或水疱、结痂等。痂皮脱掉后，不会留痕迹。好发于躯干、头皮、面部、口腔黏膜、眼结膜等处，四肢较少。水痘的患病时间，大致前后得经过 1 ~ 2 周或更长，若无继发感染，水痘脱痂后不会有瘢痕。

本病发病率高，很多孩子都会患病，一次患病则终身免疫，不再患此病。

（二）如何合理地选用药物

如有水痘破溃或局部继发感染，可用2%碘甘油或碘附涂抹。碘甘油和碘附都不含乙醇，故刺激性小，灭菌效果也很好（面部、口腔黏膜也可用，但不能接触眼睛）。

中成药可口服板蓝根冲剂、双黄连口服液、金银花露、银柴冲剂、健儿清解液。可任选其一，年幼者酌情减量服用（如双黄连口服液，3 岁以内，每次 1 支；3 岁以上，每次 2 支，1 日 2 次）。

（三）医生告诉您怎样给患儿合理地保养调理

1．水痘系病毒感染，一般都不需要特殊治疗。只要仔细护理保持皮肤的清洁卫生，注意休息，避免继发感染，即可自愈，且愈后良好，极少有并发症（如水痘性脑炎或水痘性肺炎等）。

2．水痘的传染性很强，自发病前第 1 ~ 2 天至水痘结痂，都有传染性，不可入幼儿园，必须严格隔离。

（四）您是不是应当送患儿去医院

1．体弱儿、免疫缺陷儿及正在用皮质激素治疗疾病的儿童，如果患了水痘，病情都比较严重，不仅会高烧，而且疱疹还会遍布全身，并融合成大疱疹，皮肤有淤斑，水痘内还会有血液渗出，称为“出血型水痘”，应速去医院诊治。

2．患儿如果是严重型水痘或出水痘后有头痛、咳嗽及发高烧等症状，均应及时去医院检查诊治。

十、轻型腹泻

（一）病情的分析判断

小儿腹泻（拉稀）是由多种原因所引起，按症状轻重来分，一般的是轻型腹泻，可以在家中自我治疗；如果是严重腹泻，就应当去医院诊治。按发病原因来分，又可分为感染性腹泻和非感染性腹泻两类。感染性腹泻症状较重，多带黏液或脓血，有的还有呕吐等全身症状；而非感染性腹泻，症状都比较轻。

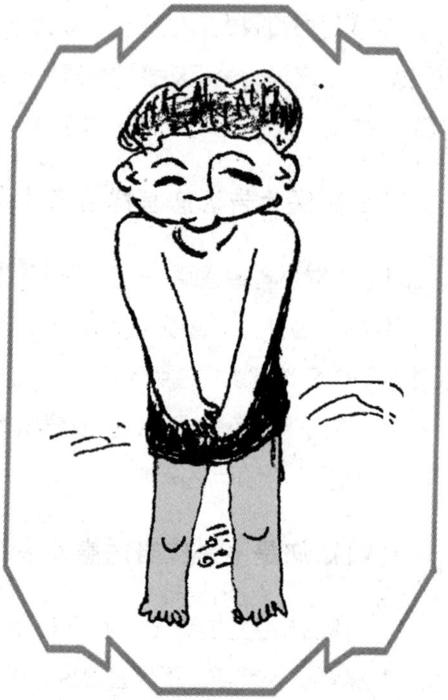

1. 非感染性腹泻　初起时，大便次数增多，不成形，有时也会是稀水样、黏液样或带泡沫，大便量不多，为黄色或黄绿色，有时有白色或淡黄色的奶瓣，有酸味，大便次数一天在10次以内。小儿精神状态好，很少有全身症状，照样玩耍活动，不发热。多是由于饮食过饱，食用食物次数过多，食物不适当（如过生、过冷、不易消化等）所致。也可能是其他病症，如小儿感冒等的伴随症状，有时也会有呕吐、恶心、食欲缺乏等，但多不严重。

2. 感染性腹泻　则多由病毒、细菌所引起，症状多较严重，大便次数每天在10次以上，有大量水分，带有黏液和脓血，频繁呕吐，有时一天数十次。小儿精神不好，嗜睡，烦躁，发热，眼眶凹陷，小便减少，甚至12小时无尿，口渴很明显，呼吸深长，有时发热较高，食欲下降，口唇呈樱桃红色。这种腹泻，应及时去医院诊治。

（二）如何合理地选用药物

1. 停止食用不易消化的食物，减少食物中的脂肪，服用**乳酶生**（表飞鸣），乳酶生是活的乳酸菌制剂，可增加肠中酸度，抑制病原菌繁殖，调节消化功能。每次0.3～0.6g，1日3次，饭前服。或服**双歧三联活菌散剂**。干酵母（食母生）片，每次0.3～0.6g，1日3次，饭前服。**胰酶肠溶片**，可改善蛋白、脂肪等的消化吸收，每次0.3～0.6g，1日3次，饭前服。

双歧三联活菌散剂可直接补充正常生理性细菌，调节肠道菌群，能抑制肠道中对人体具有潜在危险的菌类甚至病原菌。用于肠道菌群失调引起的腹泻和腹胀，也可用于治疗轻中度急性腹泻及慢性腹泻。口服，用低于40℃温水冲服，0～1岁1次0.5g，1～5岁1次1g，6～12岁1次2g，1日3次。

2. 如怀疑有轻度的细菌或病毒感染，可服**盐酸小檗碱**（**黄连素**），每次0.1～0.3g，1日3～4次。或按每千克体重服10～20mg计算，将1日量分3～4次服。**双黄连口服液**（为金银花、黄芩、连翘提取物，有良好的抗病毒作用），3岁以内，每次1支，3岁以上，每次2支，1日2次。

3. 患腹泻时间虽然长，但小儿一般情况均好，大便次数多，但只有少量水分，此时可加用**鞣酸蛋白片**，它能在胃肠中分解出鞣酸而起收敛作用。常用量：小于1岁，每次0.15～0.3g，1日3次；2～7岁，每次0.3～0.6g，1日3次。也可加服**药用炭片**，1日3次；每次0.3～0.9g，饭前服，系通过吸附作用而止泻，也可选用**蒙脱石散**口服。如大便次数多，水分也多，可服淡糖盐水，每次100～200ml，1日3次；或口服**补液盐**，含氯化钠、氯化钾、碳酸氢钠（或枸橼酸钠）及无水葡萄糖，溶解后服用。

蒙脱石散　为天然蒙脱石微粒粉剂，对消化道内的病毒、病菌及其产生的毒素、气体等有极强的固定、抑制作用，使其失去致病作用；此外，对消化道黏膜还具有很强的覆盖保护能力，修复、提高黏膜屏障对攻击因子的防御功能，具有平衡正常菌群和局部止痛作用。用于急、慢性腹泻。口服，1岁以下，1日1袋，分3次服；1~2岁，1日1~2袋，分3次服；2岁以上，1日2~3袋，分3次服，服用时将本品倒入半杯温开水（约50ml）中混匀，快速服完。

4. 轻型腹泻，还可口服中成药启脾丸、健胃消食片、小儿消食片、小儿健胃糖浆、加味保和丸、香砂养胃丸、健脾止泻宁颗粒、儿泻停颗粒、小儿泻速停颗粒、小儿功劳止泻颗粒、小儿腹泻宁液、双苓止泻口服液、小儿渗湿止泻散，或外贴小儿敷脐止泻散、小儿腹泻贴、丁桂儿脐贴，任选其一。暑天感冒伴有轻度呕吐、腹泻时，可加服藿香正气水。

启脾丸　补脾消积常用药。含人参、白术（炒）、茯苓、甘草、陈皮、山药、莲子（炒）、山楂（炒）、六神曲（炒）、麦芽（炒）、泽泻。健脾和胃。主治脾胃虚弱，消化不良，腹胀便溏。

健胃消食片　健胃消食药。含太子参、陈皮、山药、麦芽、山楂。健胃消食。主治脾胃虚弱，消化不良。口服。

健脾止泻宁颗粒　清热除湿，健脾止泻。用于小儿脾虚湿热腹泻。开水冲服，1岁1次5g，1日6次；2岁1次10g，1日5次；3~4岁1次15g，1日4次。

儿泻停颗粒　清热燥湿，固肠止泻。用于湿热内蕴型小儿腹泻，症见：大便稀薄，或伴有发热、腹痛、恶心、呕吐。开水冲服，一次用量：1~6个月1袋，7个月~2岁2袋，3岁4袋，4~6岁6袋，7~14岁8袋，1日3次。3天为一疗程。

小儿泻速停颗粒　清热利湿，健脾止泻，解痉止痛。用于治疗小儿泄泻，腹痛，食欲缺乏（尤适用于秋季腹泻及慢性腹泻）。开水冲服，1次用量：1岁以内，1.5~3g；1~3岁，3~6g；3~7岁，6~9g。1日3~4次。

小儿功劳止泻颗粒　清热解毒，利湿止泻。用于大肠湿热所致的小儿腹泻。开水冲服，5岁以下，1次2.5g；6岁以上，1次5g。1日3次。

小儿腹泻宁液　补气健脾，和胃生津。用于小儿腹泻呕吐，口渴，消化不良，消瘦倦怠。口服，10岁以上儿童，1次10ml，1日2次。10岁以下儿童酌减。

双苓止泻口服液　清热化湿，健脾止泻。用于湿热内蕴，脾虚失健所致的小儿腹泻，可伴有发热、腹痛、口渴、尿少。口服，1 次用量：1 岁以下，3～5ml；1～3 岁，5～7ml；3 岁以上，10ml。1 日 3 次。3 天为一疗程。

小儿渗湿止泻散　健脾和胃，渗湿止泻。用于小儿脾虚引起的腹泻，腹痛，胀满，食少，小便不利。口服，1 次 2.5g，1 日 2～4 次。

小儿敷脐止泻散　温中散寒，止泻。用于小儿中寒，腹泻，腹痛。1 次 1 袋，用前先将塑料薄膜揭去，使其中的药物正对肚脐，使小彩带朝向肚脐上方，贴好固定后，再将小彩带缓慢抽出，24 小时换药 1 次。

小儿腹泻贴　温中健脾，散寒止泻。用于小儿脾胃虚寒性腹泻轻症，症见：腹痛，食欲缺乏，神疲。贴于脐部，1 次 1 贴，48 小时换药 1 次。

丁桂儿脐贴　健脾温中，散寒止泻。用于小儿泄泻，腹痛的辅助治疗。外用，贴于脐部，1 次 1 贴，24 小时换药 1 次。

（三）医生告诉您怎样给患儿合理地保养调理

1. 如果是饮食不当、消化不良所致的轻度腹泻，只需服用一些调理消化药，如多酶片、胰酶片、乳酶生片及酵母片等即可，切忌服用广谱抗菌药物，以免引起肠道菌群紊乱，导致更严重的腹泻。

2. 半岁内的婴儿有的常有多次大便，每次量少，但发绿有奶瓣，直到添加菜粥、米粥、菜汤、鸡蛋羹后，才逐步转为正常。虽然婴儿多次大便，但精神很好，体重也不减。这种多次稀便，是由牛奶过敏所引起，如添加辅助饮食后，大便还未转为正常，可将牛奶改为豆奶或豆浆喂养。这种腹泻，一般都不需要治疗。

（四）您是不是应当送患儿去医院

1. 如大便很稀，水分多，且每天超过 10 次，呕吐也很严重，精神不好，全身不适，萎靡卧床，应速去医院诊治。

2. 大便中有大量黏液或脓血，或发热，应及时去医院。

十一、缺铁性贫血

（一）病情的分析判断

孩子在什么情况下容易患缺铁性贫血呢？大致可以从以下情况来分析判断。

1. 早产儿（7～8个月产出）、双胞胎、生长发育过快、单纯母乳喂养而未加辅助食物（在6个月断母乳之前，应给婴儿加用辅助食物，如菜汤、菜粥等）和缺乏副食的婴幼儿，都容易患缺铁性贫血。

2. 平时不思饮食，常常发生腹泻、呕吐，还常有口角炎、口腔炎等疾病发生的婴幼儿，常常患有缺铁性贫血。

3. 缺铁性贫血起病缓慢，皮肤黏膜逐渐变得苍白，翻开眼睑，眼睑内的黏膜有苍白样改变，较大儿童就会自己说有头晕、眼发黑等反应。

4. 检查耳血会发现，患儿的红蛋白及红细胞都降低，但是血红蛋白要比红细胞降低的更明显。

正常小儿血红蛋白的最高值大约是150mg/L，红细胞是500万/mm^3，因此，二者的比值为3∶1。如果血红蛋白降为60mg/L，则红细胞应相应降为200万/mm^3，总是按比例下降，这种下降情况，多见于失血性贫血。而缺铁性贫血的血红蛋白下降的程度要比红细胞下降得多一些。

（二）医生告诉您怎样给患儿合理地保养调理

1. 给病儿多吃动物肝脏和瘦肉、血制品、鱼、鸡蛋等含铁较多的食物，出生后4～6个月即可加用（不必等6个月断母乳之后）。富含铁质的食物主要有：牛肉干、猪肝、虾卵、乌鱼、羊舌、蛏子、干腌香椿头、荸荠粉、芽菜、紫菜、淡菜、冬菜、干口蘑、银耳、干黄花、发菜、干海带、黑木耳、车前子、芝麻酱、咖喱粉、豆瓣酱、干香菇、鞭笋干、盐萝卜干、咸生姜、干桂圆、腌韭菜花、豌豆粉、白青稞面、干酵母、芥末面、榆钱等。其中以发菜、咖喱粉、干海带、乌鱼、黑木耳中含铁量最高。

2. 给孩子服用铁剂，常用的铁剂有**富马酸亚铁**、**硫酸亚铁**和**葡萄糖酸亚铁**、**琥珀酸亚铁**、**乳酸亚铁**、**右旋糖酐铁**等，其剂型有片剂、缓释片、含片、胶囊、口服液、糖浆剂、混悬液等，也有一些含有维生素的复方制剂可选用。

富马酸亚铁　含铁量比较高（32.9%），稍溶于水，较稳定，几乎无味，因吸收好故显效较快，为有机酸铁，对胃刺激性小，较少引起恶心、呕吐、便秘等副作用，但溃疡性结肠炎、肠炎，对铁过敏者仍应忌用。小于8岁的儿童用量为每次0.05～0.2g，1日3次；大于8岁的儿童每次0.2～0.4g，1日3次。一般疗程是4～6周。服用2周后，大多数病人头晕症状都明显消失，血红蛋白和红细胞的数值均明显上升。

硫酸亚铁（硫酸低铁）　含铁量为20%，为治疗缺铁性贫血最早使用的药物。小儿用量，每次0.1～0.3g，1日3次，饭后服。本品服后易引起恶心、呕吐、腹痛、腹泻及便秘等反应，反应严重者，可改为富马酸亚铁或葡萄糖酸亚铁。不是缺铁性贫血的其他贫血病人，对铁过敏者，肝、肾功能严重低下者禁用。肝炎、急性感染性疾病（发高烧）、急性肠炎、胰腺炎及消化性溃疡病人慎用。

葡萄糖酸亚铁　小儿用量是每次0.1～0.2g，1日3次。

琥珀酸亚铁　6岁以上儿童，1次0.1g，1日1次，饭后服用。

乳酸亚铁　儿童1次0.1～0.15g，1日3次，饭后服用。

3. 给孩子多吃富含维生素C的食物，或服用**维生素C**，每次0.1～0.2g，1日3次。它可在肠中与铁剂络合，促进各种铁剂的吸收和利用，使二价铁迅速地吸收并在血液中及时地被利用。故应与铁剂一起服用。

4. 服用铁剂时忌用茶水送服，因茶水会与铁剂发生作用而阻碍铁剂的吸收。饭后服用铁剂可以减少它对胃的刺激。如在服用铁剂后发现大便发黑，属正常现象，不是肠道出血，不必惊恐。

5. 服用铁剂后，一般在2～3周后贫血即可得到纠正，血红蛋白检查即可恢复正常，然后可将铁剂减半量服用（或将服用次数改为1日服1～2次），使铁在体内充分贮存（一般疗程是4～6周），切忌盲目地过大量过久地服用。

6. 贫血同时患有感染性疾病（多同时有高烧）或有佝偻病的患儿，要首先将这些疾病治好，才能纠正贫血。如果单纯地纠正贫血，往往效果不理想，患儿的父母应密切注意。

7. 据目前的调查统计，我国儿童中患轻度缺铁性贫血的患儿并不少见，所以，值得密切重视，应及时防治纠正。

十二、佝 偻 病

（一）病情的分析判断

佝偻病是小儿的常见病，多发生于3岁以内的小儿，由营养不良或偏食所引起。经常喝牛奶和吃鸡蛋的小儿，不容易患佝偻病。

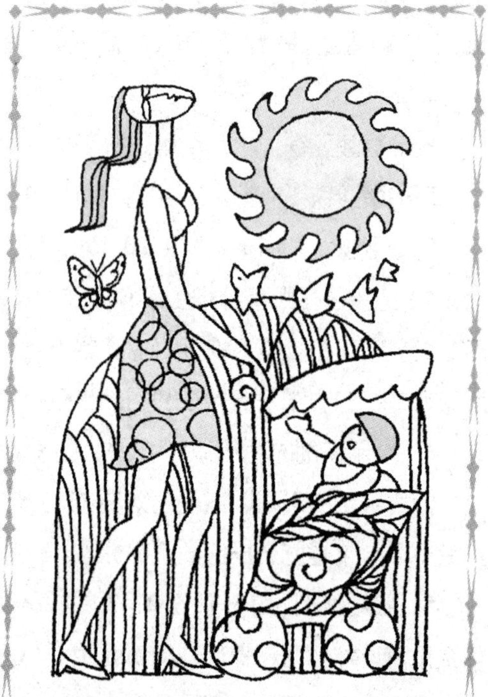

佝偻病是缺钙所致，而钙的吸收又是由维生素D所决定，因为肠上皮细胞运钙蛋白的产生，要在维生素D的转化产物——1，25二羟D_3的刺激下才能顺利完成。如果没有运钙蛋白，再多的钙也只好穿肠而过，极少吸收。所以，维生素D的缺乏是造成佝偻病的关键。

小儿缺钙的普遍症状是抽筋（躯干及四肢肌肉抽筋），医学上称为手足抽搐症。

佝偻病的早期，表现为睡眠不安，夜间突然惊醒而大哭，汗多（并非天热）并有酸味，枕部头发脱落（枕秃）。

佝偻病的活动期表现，除上述情况外，还有骨骼改变。3～6个月小儿有颅骨软化（用手压顶骨或枕骨局部骨骼凹陷，放手后又弹回如乒乓球样），方颅（前额骨和头顶骨中心部位呈对称样突起），前囟（在头顶骨上方有一凹陷）过大或迟迟不能闭合（2岁多应已闭合），出牙晚（小儿月龄减去4～6，为小儿应出牙齿数）且牙质发育不好，胸部呈鸡胸或漏斗状畸形，串珠肋。会走路以后，两腿变成O形或X形，O形者称为“罗圈腿”。

进入佝偻病的恢复期，经过有效的治疗，各种症状逐渐消失，但轻度的骨骼改变仍不能恢复正常。多见于3岁以后的小儿。

（二）如何合理地选用药物及治疗方法

1. 开窗或在户外晒太阳，可以使皮肤贮存的前体物转化为维生素D（内源性维生素D）。多吃富含维生素D的食物，如动物肝脏及鸡蛋、牛奶等。

2. 在补充维生素D的基础上补充钙剂。出生至10岁每日需要600～800mg元素钙，如患佝偻病，钙的需要更多。据调查我国多数人口从饮食中得到的元素钙偏低，必须通过口服钙剂来补充。目前市场上的钙片均为钙盐，一片葡萄糖酸钙0.5g，含元素钙只有45mg；乳酸钙0.5g，含元素钙65mg；活性钙（含氧化钙）则只有50mg元素钙；枸橼酸钙0.5g，含元素钙100mg；含钙最多的是碳酸钙片，0.5g中含钙200mg。除此之外，还有一些复方制剂为补钙提供了方便，如复方碳酸钙片、钙尔奇D咀嚼片（或片）、维D_2乳酸钙片、维D_2磷葡钙片、葡萄糖酸钙维D_2散。除补充钙剂外，应多吃富含钙的食品如豆制品、牛奶、小虾米、猪肝、绿色蔬菜等。

3. 佝偻病早期，应每日服用0.5万～1万单位（有人认为每天给2500～5000单位即可）的维生素D胶丸，持续服1～2个月后停药10天，改服预防量。

4. 预防量是每日服维生素D 400单位，出生后第2周开始。2岁以后减量服或停服。

5. 有的维生素D制剂是用重量来表示，而不是国际单位。1国际单位维生素 D = 0.025μg 的 D_3。

维生素 D 与人体钙磷代谢及小儿骨骼生长关系密切，它能促使钙磷在小肠的吸收，其代谢活性物质能促进肾小管对钙的吸收。维生素 D 缺乏，人体吸收钙磷能力下降，血中钙磷水平较低，钙磷不能沉积在骨组织上，成骨作用受阻，甚至为了补充血中的钙，而迫使骨盐溶出。在儿童称为佝偻病，成人称为骨软化病（骨质仍较良好，只是缺钙，故软化），老年则为骨质疏松，不仅骨质很疏松，钙质也缺乏。如血钙明显下降，则可出现手足抽搐、惊厥等症状。

维生素 D 的来源：①食物中的肝、鸡蛋、牛奶等；②动物脂肪中的脱氢胆固醇；③植物食物（如豆类、酵母）中的麦角甾醇。

肥肉中的脱氢胆固醇和植物性食物如酵母中的麦角甾醇，人体吸收后能贮存在皮下脂肪中，在日光的紫外线作用下即可转化成维生素 D。所以，婴幼儿必须每天晒太阳（最好在树荫下，以免晒伤皮肤）2 小时以上，以促进维生素 D 的形成。

（三）医生告诉您怎样给患儿合理地保养调理

1. 由于孩子的佝偻病轻重程度差别很大，应该服用多少维生素 D，应当在医师指导下进行，以免自行其是，使维生素 D 因误用多服，而发生中毒。

2. 在医生指导下服用维生素 D（服胶丸或滴剂）后，小儿精神焕发，活动正常，睡眠安静，出汗减少，食欲增加，这都是显效的正常反应。

3. 浓缩鱼肝油丸或滴剂中，维生素 A、维生素 D 的含量都很高，即使是需要的小儿，长期大量服用也要预防中毒。所以，医生多主张每月服用 20 天，停服 10 天，或每服完 1 个月，停服 10 天，再继续服。如果服用的是 α－骨化三醇（罗钙全），还要通过测定血钙来进行监控，以免过量。

（四）您是不是应该送患儿去医院

1. 佝偻病经正规的有效治疗 2～3 个月后，症状仍未见改善，应去医院查找原因。

2. 2～3 岁后，仍有明显的佝偻病骨骼改变，应到医院去查找原因，看是否由于缺钙和维生素 D 所致的佝偻病，如肾性佝偻病等。

3. 较大儿童，佝偻病已治愈，但骨骼仍有严重畸形，应去医院骨科经手术矫正。

十三、锌缺乏症

锌是人体内极为重要的微量元素。近年来，对它的认识正在逐步深化。锌与体内许多酶的合成，与性腺、胰腺、脑下垂体的活动都有密切关系。锌具有促进小儿生长发育、改善味觉、改善免疫功能等作用。缺锌时，儿童的生长发育停滞，生殖功能发育不良，伤口不易愈合，皮肤代谢障碍，身体衰弱，易发生结膜炎、口腔炎、舌炎等症。锌对青少年的痤疮、厌食、营养不良、复发性口腔溃疡等都有疗效。对老年人，锌还可增强免疫功能和抗病能力，对患心、脑血管病者也有补益。

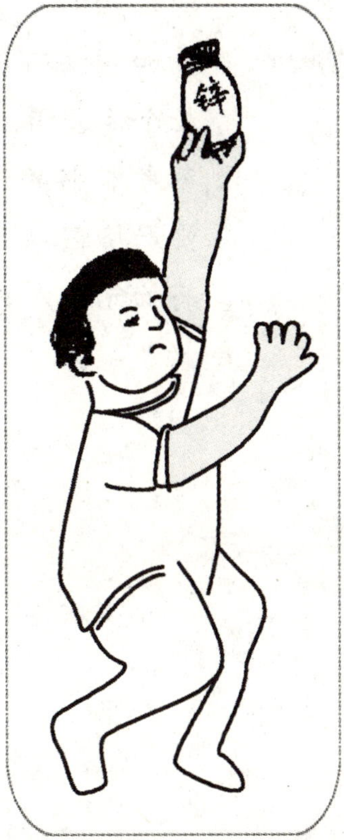

人体约含锌 2g，一般人的需要量是每日 10 ~15mg，妊娠期为 25mg，哺乳期为 30 ~40mg。

目前，市场上的锌剂有：**硫酸锌**、**葡萄糖酸锌**、**枸橼酸锌**、**甘草锌**等，而常用的是葡萄糖酸锌（近年又开发了**谷氨酸锌**等）。小儿，2 ~3 岁，每日 10mg；3 ~4 岁，每日 12.5mg；4 ~6 岁，每日 15mg；6 岁以上，每日 20mg。分 2 ~3 次饭后服。

市售的锌制剂有片剂、冲剂（颗粒剂）、胶囊、口服液、糖浆等，都是非处方药。

硫酸锌因内服刺激性较大，吸收也差，现已不用，仅供外用和滴眼。外用的锌，是由氧化锌配成软膏或糊剂用于治疗多种皮肤病。

敬告读者

本书中介绍的药物剂量和用法是作者根据当前医疗观点和临床经验慎重制定的，并保持与通用标准的一致，编校人员也尽了很大努力来保证书中所荐药物剂量的准确。但现代医药学迅速发展，随着今后实践经验的不断积累和认识的深化，用药剂量和方法可能改变，加上患者对药物的反应个体差异很大，所以我们强调，患者在参考本书的治疗方案和药物剂量时，一定要严格遵从医嘱，并认真阅读和仔细核对药物包装内的说明书，方可使用。

中国协和医科大学出版社